U0424380

陕西省肿瘤登记监测报告
（2022年）

张一力　程永兵　主编

西北大学出版社
·西安·

图书在版编目（CIP）数据

陕西省肿瘤登记监测报告. 2022 年 / 陕西省疾病预防控制中心编；张一力，程永兵主编. -- 西安：西北大学出版社，2024. 10. -- ISBN 978-7-5604-5502-0

Ⅰ．R73

中国国家版本馆 CIP 数据核字第 2024QU4630 号

陕西省肿瘤登记监测报告（2022 年）

作　　者	陕西省疾病预防控制中心　编 张一力　程永兵　主编
出版发行	西北大学出版社
地　　址	西安市太白北路 229 号
邮　　编	710069
电　　话	029-88302590
网　　址	http://nwupress.nwu.edu.cn
电子邮箱	xdpress@nwu.edu.cn
经　　销	全国新华书店
印　　装	陕西瑞升印务有限公司
开　　本	787mm×1092mm　1/16
印　　张	10.5
字　　数	210 千字
版　　次	2024 年 10 月第 1 版　2024 年 10 月第 1 次印刷
书　　号	ISBN 978-7-5604-5502-0
定　　价	119.00 元

如有印装质量问题，请与本社联系调换，电话 029-88302966。

《陕西省肿瘤登记监测报告（2022年）》编委会

主　编　张一力　程永兵

副主编　邱　琳　飒日娜　王艳平

编　委　（以姓氏拼音为序）

　　　　　程永兵　郭凯明　胡志平

　　　　　刘　蓉　孟　焕　邱　琳

　　　　　飒日娜　陶雅丽　王维华

　　　　　王艳平　武　萌　徐亚陇

　　　　　张一力　赵　斌

前　　言

恶性肿瘤是严重威胁人类生命和健康的一大类疾病。在癌症防控成为全球卫生战略重点的形势下，人群肿瘤登记工作显得尤为重要。人群肿瘤登记工作是监测恶性肿瘤的时间变化趋势以及在不同地区、不同年龄段人群中的分布特征，从而为癌症防控策略的制订、癌症防控效果的评估提供数据支撑。

陕西省人群肿瘤登记工作起步于 2008 年。随着该项目被纳入"国家重大公共卫生服务项目"，陕西省肿瘤登记项目覆盖范围也不断扩大，数据质量不断提高。截至 2023 年，陕西省疾病预防控制中心已出版了三期《陕西省肿瘤登记监测报告》，旨在分析陕西省肿瘤流行特征，将最新数据提供给卫生行政主管部门及专业科研人员。

根据《健康中国行动——癌症防治实施方案（2019—2022 年）》的要求，我们将不断提升肿瘤登记数据质量，逐年发布肿瘤登记监测报告。《陕西省肿瘤登记监测报告（2022 年）》（以下简称《报告》）系统报告了 2019 年陕西省肿瘤登记地区人群恶性肿瘤发病与死亡的流行情况，为恶性肿瘤的控制与研究提供了基础数据。

《报告》覆盖 48 个区县，包括 20 个城市地区，28 个农村地区。《报告》内容共分 5 章：第一章为概述；第二章为统计学分类及指标；第三章为数据质量评价；第四章为 2019 年陕西省肿瘤登记地区恶性肿瘤发病与死亡情况；第五章为 2019 年陕西省肿瘤登记地区各部位恶性肿瘤的发病与死亡情况。最后为附录。

《报告》是在国家癌症中心和陕西省卫生健康委员会的大力支持下完成的，同时也凝结着全省各级疾病预防控制中心和医疗机构肿瘤登记工作者的辛勤劳动，在此表示衷心的感谢！

编者

2024 年 8 月

目　　录

第一章　概述 ··· 1

　　一、陕西省肿瘤登记系统介绍 ·· 1

　　二、《报告》数据 ··· 1

第二章　肿瘤登记的统计分类及指标 ·· 3

　　一、统计分类 ··· 3

　　二、常用统计指标 ··· 4

　　三、常用质控指标 ··· 5

第三章　数据质量评价 ·· 7

　　一、数据来源 ··· 7

　　二、2019 年肿瘤登记资料评价 ·· 8

第四章　2019 年陕西省肿瘤登记地区恶性肿瘤的发病与死亡情况 ···················· 12

　　一、2019 年陕西省肿瘤登记地区覆盖人口 ·· 12

　　二、全部恶性肿瘤（ICD-10：C00—96） ·· 14

　　三、2019 年陕西省肿瘤登记地区前 10 位恶性肿瘤 ································· 20

第五章　2019 年陕西省肿瘤登记地区各部位恶性肿瘤的发病与死亡情况 ············ 39

　　一、口腔和咽（除鼻咽外） ·· 39

　　二、鼻咽 ·· 43

　　三、食管 ·· 48

　　四、胃 ··· 53

　　五、结直肠、肛门 ·· 58

　　六、肝脏 ·· 63

　　七、胆囊及其他 ··· 68

　　八、胰腺 ·· 73

　　九、喉 ··· 78

　　十、气管、支气管、肺 ·· 83

十一、骨和关节软骨 ··· 88

十二、乳房 ··· 93

十三、子宫颈 ··· 96

十四、子宫体及子宫部位不明 ··· 99

十五、卵巢 ··· 102

十六、前列腺 ··· 105

十七、肾及泌尿系统部位不明 ··· 108

十八、膀胱 ··· 113

十九、脑 ··· 118

二十、甲状腺 ··· 123

二十一、淋巴瘤 ··· 128

二十二、白血病 ··· 133

附录

一、2019 年全省肿瘤登记地区恶性肿瘤发病主要结果 ······························· 139

二、2019 年全省肿瘤登记地区恶性肿瘤死亡主要结果 ······························· 149

参考文献 ·· 158

第一章 概 述

一、陕西省肿瘤登记系统介绍

肿瘤登记报告是一项按一定的组织系统经常性地搜集、储存、整理、统计分析和评价肿瘤发病、死亡和生存资料的统计机制。肿瘤登记是国际公认的有关肿瘤信息的收集方法，是肿瘤防治工作中最基本最重要的一项工作。长期开展系统的肿瘤登记工作，可以掌握恶性肿瘤发病、死亡等流行病学现状及变化趋势，为评估恶性肿瘤对居民生命健康的危害，制订卫生事业发展规划、肿瘤防治策略与对策，制订科研方向及评价防治效果提供科学依据。

2008 年，卫生部（现国家卫生健康委员会）和财政部将肿瘤登记工作纳入中央财政补助地方公共卫生专项，在全国建立起有代表性、统一规范的肿瘤登记报告方法与制度。在此专项的支持下，陕西省肿瘤随访登记项目正式启动。自建立肿瘤登记系统以来，陕西省肿瘤登记点逐年增加，登记质量逐年提升。自 2020 年起，陕西省相继出版了《2018年陕西省肿瘤登记年报》《陕西省肿瘤登记监测报告（2019年）》《陕西省肿瘤登记监测报告（2020—2021年）》，旨在分析陕西省恶性肿瘤流行现况，将最新数据提供给卫生行政部门及专业科研人员。

2022 年，陕西省疾病预防控制中心下发了《关于加强恶性肿瘤随访登记工作的通知》（陕疾控慢病发〔2022〕19 号），要求各地高度重视恶性肿瘤随访登记工作，扩大肿瘤登记覆盖面，积极组织辖区所有县区规范开展肿瘤登记工作。各区县肿瘤登记数据质量不断提高，为全省肿瘤防控规划的制订、监督、监测和评价打下了良好的基础。

二、《报告》数据

1. 数据上报地区及范围

《报告》数据上报范围为 2019 年 1 月 1 日至 2019 年 12 月 31 日全年新发肿瘤的发病和死亡个案数据，以及各区县提交的 2019 年年中人口数据。

提交 2019 年肿瘤登记数据的区县分布在全省 9 个地市，合计区县 48 个，其中城市地区 20 个，农村地区 28 个。

2. 数据质量控制及最终纳入数据

根据《中国肿瘤登记工作指导手册（2016）》，参照国际癌症研究机构（IARC）/国际癌症登记协会（IACR）对肿瘤登记质量的有关要求，从数据可比性、有效性和完整性等方面制订陕西省肿瘤登记年报数据纳入排除标准。

依据标准对2019年肿瘤登记数据进行质量控制，最终纳入48个登记处合格数据作为《报告》数据。

全省48个区县2019年覆盖人口20118219人，占总人口的49.63%。其中城市地区人口11130275人，占比55.32%；农村地区人口8987944人，占比44.68%。

3.《报告》内容简介

《报告》汇总了肿瘤登记地区2019年癌症的发病、死亡及人口资料，包括死亡发病比（M/I）、形态学诊断率（MV%）、仅有死亡医学证明书比例（DCO%）等质量控制指标，发病率、死亡率以及中国人口标化率（简称中标率）、世界人口标化率（简称世标率）和累积率等肿瘤登记数据的指标，以及各年龄组段分性别的发病率和死亡率。

第二章 肿瘤登记的统计分类及指标

一、统计分类

1. 癌症分类

参照国际上常用的癌症 ICD-10 分类统计表,根据 ICD-10 前 3 位"C"类编码,将包括男性肿瘤、女性肿瘤细分为 59 个部位及 25 个大类,其中脑和神经系统包括良性及良恶性未定肿瘤。(表 2-1)

表 2-1 常用癌症分类统计表(大类)

部位全称	部位缩写	ICD-10 编码范围
口腔和咽(除鼻咽外)	口腔	C00—10,C12—14
鼻咽	鼻咽	C11
食管	食管	C15
胃	胃	C16
结直肠、肛门	结直肠	C18—21
肝脏	肝	C22
胆囊及其他	胆囊	C23—24
胰腺	胰腺	C25
喉	喉	C32
气管、支气管、肺	肺	C33—34
其他胸腔器官	其他胸腔器官	C37—38
骨	骨	C40—41
皮肤黑色素瘤	皮肤黑色素瘤	C43
乳房	乳房	C50
子宫颈	子宫颈	C53
子宫体及子宫部位不明	子宫体	C54—55
卵巢	卵巢	C56
前列腺	前列腺	C61

续表

部位全称	部位缩写	ICD-10 编码范围
睾丸	睾丸	C62
肾及泌尿系统部位不明	肾	C64—66，C68
膀胱	膀胱	C67
脑、神经系统	脑	C70—72，D32—33，D42—43
甲状腺	甲状腺	C73
淋巴瘤	淋巴瘤	C81—86，C88，C90，C96
白血病	白血病	C91—95，D45—47

2. 城乡分类

城市地区与农村地区的分类标准：根据国家标准 GB/T 14396—2016，将地级以上城市归为城市地区，县及县级市归为农村地区。

二、常用统计指标

1. 年均人口数

年均人口数是计算发病（死亡）率指标的分母。《报告》以年初和年末人口数的算术平均数作为年均人口数的近似值。

$$年均人口数 = \frac{年初人口数 + 年末人口数}{2}$$

2. 性别、年龄别人口数

性别、年龄别人口数是指按男、女性别和不同年龄分组的人口数。年龄的分组，除 0 岁组、1~4 岁组及 85 岁及以上年龄组外，常用 5 岁一个年龄组分组。《报告》使用的 19 个年龄分组：不满 1 岁、1~4 岁、5~9 岁、10~14 岁……80~84 岁、85 岁及以上。

3. 发病（死亡）率

发病（死亡）率即粗发病（死亡）率，指某年该地登记的每 10 万人口恶性肿瘤新发（死亡）病例数，是反映人口发病（死亡）情况最基本的指标。

$$发病（死亡）率（1/10 万） = \frac{某年该地恶性肿瘤新发（死亡）病例数}{某年该地年平均人口数} \times 100000$$

4. 性别、年龄别发病（死亡）率

人口的性别年龄结构是影响癌症发病（死亡）水平的重要因素，性别、年龄别发病（死亡）率是指某年某性别、某年龄段人群中每 10 万人口肿瘤新发（死亡）人口数。

$$性别、年龄别发病（死亡）率（1/10 万） = \frac{某性别、某年龄组发病（死亡）人数}{同年龄组人口数} \times 100000$$

5. 年龄标化发病(死亡)率或年龄调整发病(死亡)率

年龄标化发病(死亡)率是指采用标准人口构成计算的发病(死亡)率,便于与不同年龄结构的人群进行比较。《报告》分别采用2000年全国普查人口年龄构成和Segi's世界人口年龄构成作为标准人口,计算中标率和世标率。

$$年龄标化发病(死亡)率 = \frac{\sum 标准人口年龄构成 \times 年龄别发病(死亡)率}{\sum 标准人口年龄构成}$$

6. 分类构成

分类构成指某类癌症在同时期所有癌症里的所占百分比,是反映各类癌症对居民健康危害的情况的指标。

$$某恶性肿瘤构成 = \frac{某恶性肿瘤发病(死亡)人数}{总发病(死亡)人数} \times 100\%$$

7. 累积发病(死亡)率

累积发病(死亡)率是指某病在某一年龄段内的按年龄的发病(死亡)率进行累积的总指标。累积发病率消除了年龄构成不同的影响,故不需要标化便可以与不同地区直接比较。恶性肿瘤一般是计算0~74岁的累积发病(死亡)率。

$$累积发病(死亡)率 = \{\sum [年龄组发病(死亡)率 \times 年龄组距]\} \times 100\%$$

三、常用质控指标

1. 形态学诊断率

形态学诊断是指由病理学家依靠显微镜下组织学检查做出诊断,包括脱落细胞学或外周血的血液病检查。形态学诊断率是基于组织学或镜检方法做出诊断的登记病例的百分比,既是肿瘤登记处用作完整性的指标之一,又是广泛地用作信息有效性的一个指标。

$$形态学诊断率(MV\%) = \frac{有形态学诊断的患者}{全部患者} \times 100\%$$

2. 死亡发病比

死亡发病比为同一时期内死亡数与新发病例数之比。死亡发病比相对过大,提示数据不完整,发病登记存在漏报;死亡发病比过小,提示发病数据中有重复记录可能。

$$死亡发病比(M/I) = \frac{同时期内癌症死亡病例数}{同时期内癌症新发病例数}$$

3. 仅有死亡医学证明书比例

来自死亡证明书的病例称为死亡补充发病病例(DCN),当无法追踪到死亡前任何癌症确认信息时称为"仅有死亡医学证明书"(DCO)病例。DCO%是评价有效性和完整性的指标之一。DCO%高,提示病例发现流程存在不足。

$$仅有死亡医学证明书比例(DCO\%) = \frac{仅有死亡医学证明书患者}{全部患者} \times 100\%$$

4. 信息缺失所占比例

信息缺失所占比例指年龄不明、性别不明、其他或未指明部位肿瘤、诊断依据不明等所占的比例,是评价有效性的指标。其他或未指明部位肿瘤的 ICD-10 编码包括 C26、C39、C48、C75、C76—80。信息缺失所占比例应在一个适当的范围内,且比例不能过低。

第三章 数据质量评价

一、数据来源

《报告》收集了2019年陕西省48个区县的肿瘤登记资料，分别为新城区、碑林区、莲湖区、未央区、雁塔区、阎良区、临潼区、长安区、高陵区、鄠邑区、蓝田县、耀州区、渭滨区、金台区、陈仓区、凤翔县（今凤翔区）、扶风县、眉县、陇县、千阳县、麟游县、太白县、泾阳县、武功县、临渭区、华州区、潼关县、大荔县、合阳县、蒲城县、富平县、华阴市、宝塔区、志丹县、富县、黄龙县、黄陵县、汉台区、城固县、宁强县、汉滨区、汉阴县、宁陕县、紫阳县、旬阳市、商州区、丹凤县、镇安县。（表3-1）

表3-1 《报告》收录的2019年陕西省肿瘤登记地区

地市	区县	登记机构名单
西安市	新城区	新城区疾病预防控制中心
	碑林区	碑林区疾病预防控制中心
	莲湖区	莲湖区疾病预防控制中心
	未央区	未央区疾病预防控制中心
	雁塔区	雁塔区疾病预防控制中心
	阎良区	阎良区疾病预防控制中心
	临潼区	临潼区疾病预防控制中心
	长安区	长安区疾病预防控制中心
	高陵区	高陵区疾病预防控制中心
	鄠邑区	鄠邑区疾病预防控制中心
	蓝田县	蓝田县疾病预防控制中心
铜川市	耀州区	耀州区疾病预防控制中心
宝鸡市	渭滨区	渭滨区疾病预防控制中心
	金台区	金台区疾病预防控制中心
	陈仓区	陈仓区疾病预防控制中心
	凤翔县	凤翔县疾病预防控制中心
	扶风县	扶风县疾病预防控制中心
	眉县	眉县疾病预防控制中心
	陇县	陇县疾病预防控制中心

续表

地市	区县	登记机构名单
	千阳县	千阳县疾病预防控制中心
	麟游县	麟游县疾病预防控制中心
	太白县	太白县疾病预防控制中心
咸阳市	泾阳县	泾阳县疾病预防控制中心
	武功县	武功县疾病预防控制中心
渭南市	临渭区	临渭区疾病预防控制中心
	华州区	华州区疾病预防控制中心
	潼关县	潼关县疾病预防控制中心
	大荔县	大荔县疾病预防控制中心
	合阳县	合阳县疾病预防控制中心
	蒲城县	蒲城县疾病预防控制中心
	富平县	富平县疾病预防控制中心
	华阴市	华阴市疾病预防控制中心
延安市	宝塔区	宝塔区疾病预防控制中心
	志丹县	志丹县疾病预防控制中心
	富县	富县疾病预防控制中心
	黄龙县	黄龙县疾病预防控制中心
	黄陵县	黄陵县疾病预防控制中心
汉中市	汉台区	汉台区疾病预防控制中心
	城固县	城固县疾病预防控制中心
	宁强县	宁强县疾病预防控制中心
安康市	汉滨区	汉滨区疾病预防控制中心
	汉阴县	汉阴县疾病预防控制中心
	宁陕县	宁陕县疾病预防控制中心
	紫阳县	紫阳县疾病预防控制中心
	旬阳市	旬阳市疾病预防控制中心
商洛市	商州区	商州区疾病预防控制中心
	丹凤县	丹凤县疾病预防控制中心
	镇安县	镇安县疾病预防控制中心

二、2019年肿瘤登记资料评价

1. 覆盖人口、发病数和死亡数

2019年陕西省肿瘤登记地区覆盖人口20118219人（男性人口10331790人，女性人口 9786429 人)。其中城市人口 11130275 人,占登记地区总人口的 55.32%;农村人口 8987944 人,占登记地区总人口的 44.68%。

2019 年陕西省肿瘤登记地区报告恶性肿瘤新发病例数合计 42160 例。其中城市地区 24820 例,占 58.87%;农村地区报告新发病例 17340 例,占 41.13%。上报恶性肿瘤死亡病例合计 29281 例。其中城市地区上报 16752 例,占 57.21%;农村地区上报 12529 例,占 42.79%。(表 3-2)

表 3-2 2019 年各肿瘤登记地区覆盖人口、发病数和死亡数

地市	区县	人口数	发病数	死亡数
西安市	新城区	537316	1575	1021
	碑林区	677942	1629	1178
	莲湖区	761267	1864	1330
	未央区	653101	1348	805
	雁塔区	814201	1858	1142
	阎良区	294882	726	0
	临潼区	696906	1353	1125
	长安区	723080	1467	1074
	高陵区	362596	781	607
	鄠邑区	453325	1085	698
	蓝田县	449713	888	665
铜川市	耀州区	349606	669	489
宝鸡市	渭滨区	368642	746	674
	金台区	384448	692	546
	陈仓区	438682	837	587
	凤翔区	492100	913	605
	扶风县	423700	706	336
	眉县	305000	550	495
	陇县	271377	536	374
	千阳县	125900	271	229
	麟游县	92292	174	125
	太白县	51791	94	64
咸阳市	泾阳县	316600	833	591
	武功县	417391	768	564
渭南市	临渭区	753899	1681	1297
	华州区	328001	637	464
	潼关县	154200	251	204

续表

地市	区县	人口数	发病数	死亡数
	大荔县	704400	1408	1044
	合阳县	444098	803	480
	蒲城县	743604	1343	1055
	富平县	753701	1386	1264
	华阴市	251803	462	347
延安市	宝塔区	475003	1087	679
	志丹县	143460	253	176
	富县	159298	293	204
	黄龙县	49592	103	77
	黄陵县	119670	227	142
汉中市	汉台区	540198	1115	767
	城固县	559515	1019	659
	宁强县	324318	690	483
安康市	汉滨区	959848	2067	1257
	汉阴县	249703	493	345
	宁陕县	70321	166	107
	紫阳县	286700	638	480
	旬阳市	434681	1017	527
商洛市	商州区	557332	1603	1012
	丹凤县	313058	540	507
	镇安县	279958	515	380

2. 各登记地区数据质量评价

陕西省疾病预防控制中心根据《中国肿瘤登记指导手册（2016）》以及国际癌症研究机构（IARC）/国际癌症登记协会（IACR）制订的数据审核规则进行质量控制，2022年对各登记地区上报的2019年肿瘤发病、死亡数据的资料进行综合审核与评价，选取质量符合标准的48个肿瘤登记地区的资料进行合并分析。

陕西省2019年肿瘤登记地区合计形态学诊断率达71.89%，仅有死亡医学证明书的比例为1.51%，死亡发病比为0.69。城市地区形态学诊断率为73.37%，仅有死亡医学证明书比例为2.05%，死亡发病比为0.67；农村地区形态学诊断率为69.76%，仅有死亡医学证明书比例为0.73%，死亡发病比为0.72。（表3-3）

表 3 – 3　2019 年陕西省肿瘤登记地区主要恶性肿瘤质控指标

部位	全省			城市			农村		
	M/I	MV%	DCO%	M/I	MV%	DCO%	M/I	MV%	DCO%
口腔和咽（除鼻咽外）	0.71	75.59	2.62	0.72	74.89	2.64	0.68	76.62	2.60
鼻咽	0.68	77.72	0.00	0.67	77.89	0.00	0.70	77.53	0.00
食管	0.79	74.48	1.32	0.73	73.08	1.92	0.87	76.35	0.51
胃	0.81	74.29	1.36	0.80	76.23	1.94	0.82	71.73	0.59
结直肠、肛门	0.57	77.53	1.76	0.57	77.67	2.58	0.58	77.30	0.33
肝脏	0.86	55.89	1.74	0.85	60.57	2.31	0.88	50.21	1.04
胆囊及其他	0.76	68.45	1.61	0.74	70.76	2.22	0.79	65.19	0.74
胰腺	0.85	65.44	2.15	0.78	68.06	2.71	0.97	61.13	1.21
喉	0.73	74.76	0.00	0.74	78.13	0.00	0.71	69.23	0.00
气管、支气管、肺	0.81	69.71	1.55	0.79	71.57	1.94	0.83	67.02	0.97
其他胸腔器官	0.70	65.45	2.42	0.71	67.01	3.09	0.69	63.24	1.47
骨	0.76	55.82	3.97	0.73	53.02	6.51	0.80	59.51	0.61
皮肤黑色素瘤	0.65	89.19	0.00	0.76	80.95	0.00	0.50	100.00	0.00
乳腺	0.34	82.10	0.25	0.33	81.78	0.35	0.34	82.60	0.11
子宫颈	0.40	84.13	0.72	0.38	85.85	0.60	0.42	82.42	0.84
子宫体及子宫部位不明	0.33	85.99	0.13	0.36	87.86	0.26	0.30	84.14	0.00
卵巢	0.54	76.99	1.59	0.56	77.55	1.46	0.50	76.13	1.80
前列腺	0.54	70.96	1.05	0.56	72.89	1.30	0.49	66.67	0.48
睾丸	0.29	90.32	0.00	0.22	88.89	0.00	0.38	92.31	0.00
肾及泌尿系统部位不明	0.48	74.77	2.25	0.44	76.16	2.53	0.57	71.35	1.56
膀胱	0.48	77.05	0.72	0.50	78.69	1.05	0.45	74.86	0.28
脑及中枢神经系统	0.71	56.55	3.42	0.70	57.52	5.37	0.72	55.39	1.10
甲状腺	0.15	84.60	0.15	0.14	87.02	0.21	0.18	79.25	0.00
淋巴瘤	0.58	87.40	1.97	0.55	87.03	3.16	0.63	88.02	0.00
白血病	0.76	89.98	0.80	0.77	89.68	0.97	0.72	90.48	0.53
其他	0.62	68.48	2.56	0.62	68.74	3.69	0.63	68.01	0.58
所有部位合计	0.69	71.89	1.51	0.67	73.37	2.05	0.72	69.76	0.73

第四章 2019年陕西省肿瘤登记地区恶性肿瘤的发病与死亡情况

一、2019年陕西省肿瘤登记地区覆盖人口

2019年陕西省肿瘤登记地区覆盖人口20118219人（男性人口10331790人，女性人口9786429人）。其中城市地区人口11130275人（男性人口5698788人，女性人口5431487人），占登记地区总人口的55.32%；农村地区人口8987944人（男性人口4633002人，女性人口4354942人），占登记地区总人口的44.68%。（表4-1，图4-1~图4-3）

表4-1 2019年陕西省肿瘤登记地区覆盖人口

年龄（岁）	全省 合计	男	女	城市 合计	男	女	农村 合计	男	女
0~	221867	115317	106550	127975	65992	61983	93892	49325	44567
1~	844980	439834	405146	453664	234636	219028	391316	205198	186118
5~	1003199	529886	473313	542625	285249	257376	460574	244637	215937
10~	975995	521244	454751	544028	288779	255249	431967	232465	199502
15~	1169393	623216	546177	609116	321967	287149	560277	301249	259028
20~	1518230	794115	724115	803008	419125	383883	715222	374990	340232
25~	1696133	886405	809728	974778	512542	462236	721355	373863	347492
30~	1599970	810648	789322	956469	480665	475804	643501	329983	313518
35~	1506109	771468	734641	863476	440438	423038	642633	331030	311603
40~	1565279	808625	756654	869055	449820	419235	696224	358805	337419
45~	1689347	868626	820721	916238	472439	443799	773109	396187	376922
50~	1630061	842411	787650	906853	470256	436597	723208	372155	351053
55~	1337772	677779	659993	731264	370002	361262	606508	307777	298731
60~	1094631	552873	541758	605656	302775	302881	488975	250098	238877
65~	874444	430515	443929	468673	229071	239602	405771	201444	204327
70~	608544	293246	315298	319192	150968	168224	289352	142278	147074
75~	419067	198370	220697	230523	107445	123078	188544	90925	97619
80~	234117	110971	123146	136029	65156	70873	98088	45815	52273
85+	129081	56241	72840	71653	31463	40190	57428	24778	32650
合计	20118219	10331790	9786429	11130275	5698788	5431487	8987944	4633002	4354942

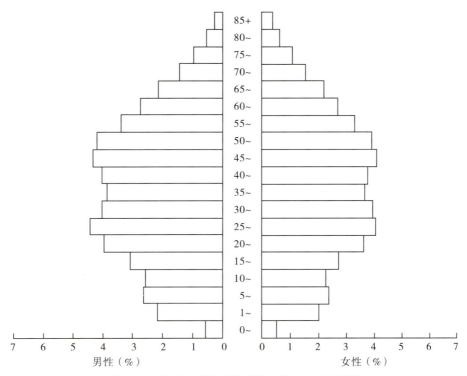

图 4-1 2019 年陕西省肿瘤登记地区人口金字塔

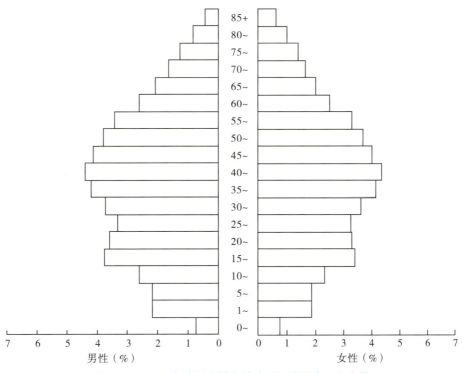

图 4-2 2019 年陕西省城市肿瘤登记地区人口金字塔

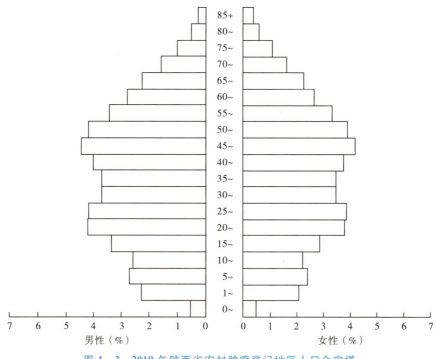

图 4-3 2019 年陕西省农村肿瘤登记地区人口金字塔

二、全部恶性肿瘤(ICD-10：C00—96)

1. 全部恶性肿瘤(ICD-10：C00—C96)发病情况

2019 年陕西省肿瘤登记地区新发病例 42160 例（男性 23956 例，女性 18204 例）。按城乡分，城市肿瘤登记地区新发病例 24820 例（男性 14052 例，女性 10786 例），占全省肿瘤登记地区新发病例数的 58.87%；农村肿瘤登记地区新发病例 17340 例（男性 9904 例，女性 7436 例），占 41.13%。

2019 年陕西省肿瘤登记地区肿瘤发病率为 209.56/10 万（男性 231.87/10 万，女性 186.01/10 万），中标率为 137.58/10 万（男性 156.53/10 万，女性 120.30/10 万），世标率为 136.26/10 万（男性 156.78/10 万，女性 117.42/10 万），累积率（0~74 岁）为 15.62%（男性 18.34%，女性 13.02%）。

城市地区恶性肿瘤发病率为 223.00/10 万（男性 246.58/10 万，女性 198.25/10 万），中标率为 146.75/10 万（男性 167.85/10 万，女性 128.02/10 万），世标率为 145.78/10 万（男性 169.06/10 万，女性 124.95/10 万），累积率（0~74 岁）为 16.42%（男性 19.41%，女性 13.65%）。

农村地区恶性肿瘤发病率为 192.93/10 万（男性 213.77/10 万，女性 170.75/10 万），中标率为 126.23/10 万（男性 142.83/10 万，女性 110.57/10 万），世标率为 124.53/10 万（男性 141.88/10 万，女性 108.04/10 万），累积率（0~74 岁）为 14.69%（男性 17.14%，女性 12.27%）。（表 4-2）

城市地区与农村地区相比，无论男女性发病率、中标率、世标率、累积率（0～74岁）均为城市地区高于农村地区。

表4-2 2019年陕西省肿瘤登记地区全部恶性肿瘤（ICD-10：C00—C96）发病情况

地区	性别	发病数	发病率（1/10万）	中标率（1/10万）	世标率（1/10万）	累积率（0~74岁）（%）
全省	合计	42160	209.56	137.58	136.26	15.62
	男	23956	231.87	156.53	156.78	18.34
	女	18204	186.01	120.30	117.42	13.02
城市	合计	24820	223.00	146.75	145.78	16.42
	男	14052	246.58	167.85	169.06	19.41
	女	10768	198.25	128.02	124.95	13.65
农村	合计	17340	192.93	126.23	124.53	14.69
	男	9904	213.77	142.83	141.88	17.14
	女	7436	170.75	110.57	108.04	12.27

2. 全部恶性肿瘤（ICD-10：C00—C96）年龄别发病率

2019年陕西省肿瘤登记地区全部恶性肿瘤年龄别发病率：在"35~岁"组之前处于较低水平，"35~岁"组之后快速升高，全省合计、男性一直到"85+岁"组达到峰值，而女性在"80~岁"组达到峰值后，"85+岁"组略微下降。

城市肿瘤登记地区全部恶性肿瘤年龄别发病率：全省城市地区合计、男性、女性年龄别发病率在"35~岁"组之前位于低发状态，自"35~岁"组之后逐渐上升，到"85+岁"组达到峰值。

农村肿瘤登记地区全部恶性肿瘤年龄别发病率：在"30~岁"组之前较低，在"30~岁"组之后开始上升，全省农村地区合计、男性、女性一直到"80~岁"组达到峰值，"80~岁"组之后略微下降。

年龄别发病率城乡不同地区比较：在"45~岁"组之前，城乡差异不大，"45~岁"组之后，城市地区恶性肿瘤年龄别发病率远高于农村地区。

年龄别发病率性别比较："50~岁"组之前，男性和女性恶性肿瘤年龄别发病率基本一致，"50~岁"组之后，男性恶性肿瘤年龄别发病率高于女性。（表4-3，图4-4~图4-6）

表4-3 2019年陕西省肿瘤登记地区恶性肿瘤年龄别发病率（1/10万）

年龄（岁）	全省			城市			农村		
	合计	男	女	合计	男	女	合计	男	女
合计	209.56	231.87	186.01	223.00	246.58	198.25	192.93	213.77	170.75
0~	5.86	5.20	6.57	7.81	9.09	6.45	3.20	0.00	6.73
1~	8.52	9.55	7.40	8.60	9.80	7.31	8.43	9.26	7.52

续表

年龄（岁）	全省			城市			农村		
	合计	男	女	合计	男	女	合计	男	女
5~	4.69	5.85	3.38	4.79	6.31	3.11	4.56	5.31	3.70
10~	4.20	4.80	3.52	3.86	4.16	3.53	4.63	5.59	3.51
15~	4.53	4.49	4.58	4.10	3.42	4.88	5.00	5.64	4.25
20~	6.45	4.66	8.42	6.97	5.25	8.86	5.87	4.00	7.94
25~	15.33	12.86	18.03	14.57	11.71	17.74	16.36	14.44	18.42
30~	30.63	23.19	38.26	32.41	23.30	41.61	27.97	23.03	33.17
35~	47.54	36.55	59.08	51.77	38.60	65.48	41.86	33.83	50.38
40~	73.60	60.23	87.89	74.79	62.69	87.78	72.10	57.13	88.02
45~	143.25	125.14	162.42	144.07	127.00	162.24	142.28	122.92	162.63
50~	220.85	211.42	230.94	225.73	214.78	237.52	214.74	207.17	222.76
55~	348.79	380.06	316.67	380.16	411.62	347.95	310.96	342.13	278.85
60~	538.63	648.25	426.76	562.70	693.91	431.52	508.82	592.97	420.72
65~	741.04	932.37	555.49	771.33	956.47	594.32	706.06	904.97	509.97
70~	936.33	1209.91	681.89	997.83	1312.20	715.71	868.49	1101.36	643.21
75~	1148.98	1460.40	869.06	1256.71	1601.75	955.49	1017.27	1293.37	760.10
80~	1535.13	1844.63	1256.23	1737.86	2032.05	1467.41	1253.98	1578.09	969.91
85+	1587.38	2101.67	1190.28	2062.72	2812.83	1475.49	994.29	1198.64	839.20

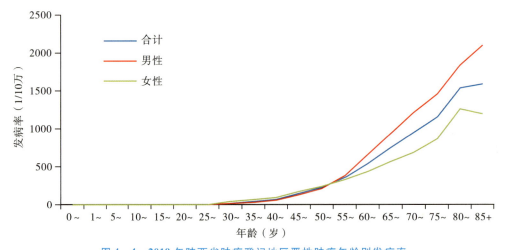

图 4-4　2019 年陕西省肿瘤登记地区恶性肿瘤年龄别发病率

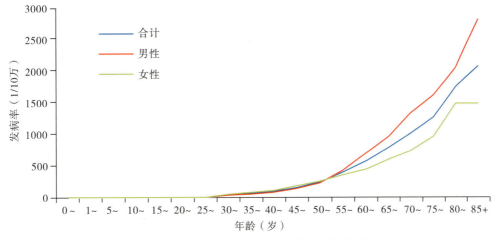

图 4-5　2019 年城市肿瘤登记地区恶性肿瘤年龄别发病率

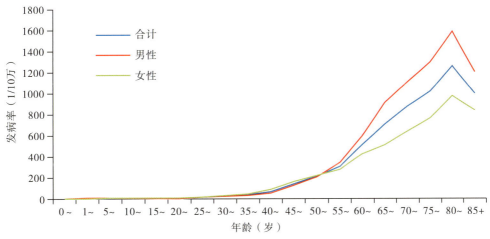

图 4-6　2019 年农村肿瘤登记地区恶性肿瘤年龄别发病率

3. 全部恶性肿瘤（ICD-10：C00—96）死亡情况

2019 年陕西省肿瘤登记地区死亡病例 29281 例（男性 18393 例，女性 10888 例）。其中，城市肿瘤登记地区肿瘤死亡病例 16752 例（男性 10487 例，女性 6265 例），占全省肿瘤登记地区死亡病例数的 57.21%；农村肿瘤登记地区死亡病例 12529 例（男性 7906 例，女性 4623 例），占 42.79%。

2019 年全省肿瘤登记地区恶性肿瘤死亡率为 145.54/10 万（男性 178.02/10 万，女性 111.26/10 万），中标率为 92.80/10 万（男性 119.12/10 万，女性 67.65/10 万），世标率为 92.87/10 万（男性 119.74/10 万，女性 67.28//10 万），累积率（0~74 岁）为 10.44%（男性 13.62%，女性 7.34%）。

城市地区恶性肿瘤死亡率为 150.51/10 万（男性 184.02/10 万，女性 115.35/10 万），中标率为 96.00/10 万（男性 124.03/10 万，女性 69.86/10 万），世标率为 96.74/10 万（男性 125.98/10 万，女性 69.56/10 万），累积率（0~74 岁）为 10.61%（男性

14.00%，女性7.39%）。

农村地区恶性肿瘤死亡率为139.40/10万（男性170.65/10万，女性106.16/10万），中标率为88.84/10万（男性113.30/10万，女性64.81/10万），世标率为88.09/10万（男性112.21/10万，女性64.39/10万），累积率（0~74岁）为10.26%（男性13.22%，女性7.29%）。（表4-4）

城市地区与农村地区相比，无论男女性死亡率、中标率、世标率、累积率（0~74岁）均为城市地区高于农村地区。

表4-4 2019年陕西省肿瘤登记地区全部恶性肿瘤（ICD-10：C00—C96）死亡情况

地区	性别	死亡数	死亡率（1/10万）	中标率（1/10万）	世标率（1/10万）	累积率（0~74岁）（%）
全省	合计	29281	145.54	92.80	92.87	10.44
	男	18393	178.02	119.12	119.74	13.62
	女	10888	111.26	67.65	67.28	7.34
城市	合计	16752	150.51	96.00	96.74	10.61
	男	10487	184.02	124.03	125.98	14.00
	女	6265	115.35	69.86	69.56	7.39
农村	合计	12529	139.40	88.84	88.09	10.26
	男	7906	170.65	113.30	112.21	13.22
	女	4623	106.16	64.81	64.39	7.29

4. 全部恶性肿瘤（ICD-10：C00—C96）年龄别死亡率

2019年陕西省肿瘤登记地区全部恶性肿瘤和女性恶性肿瘤死亡率均在"40~岁"组之前处于较低水平，"40~岁"组之后逐渐上升，到"85+岁"组达到峰值。

城市肿瘤登记地区全部恶性肿瘤和女性恶性肿瘤死亡率均为"45~岁"组之前处于较低水平，"45~岁"组之后死亡率逐渐上升，到"85+岁"组达到峰值。

农村肿瘤登记地区全部恶性肿瘤、男性恶性肿瘤死亡率变化趋势相同，都是在"40~岁"组之前处于较低水平，"40~岁"组之后逐渐上升，到"80~岁"组达到峰值，到"85+岁"组又略微下降；女性则为自"40~岁"组上升后，到"85+岁"组达到峰值。

恶性肿瘤年龄别死亡率性别及城乡不同地区比较："60~岁"组之前，城市地区男性与农村地区男性恶性肿瘤年龄别死亡率大致一致，"60~岁"组之后，城市地区男性恶性肿瘤年龄别死亡率远高于农村地区男性；"75~岁"组之前，城市地区女性与农村地区女性恶性肿瘤年龄别死亡率差别不大，"75~岁"组之后，城市地区女性恶性肿瘤年龄别死亡率远高于农村地区女性。（表4-5，图4-7~图4-9）

表4-5 2019年陕西省肿瘤登记地区恶性肿瘤年龄别死亡率（1/10万）

年龄（岁）	全省			城市			农村		
	合计	男	女	合计	男	女	合计	男	女
合计	145.54	178.02	111.26	150.51	184.02	115.35	139.40	170.65	106.16
0~	2.70	1.73	3.75	3.13	3.03	3.23	2.13	0.00	4.49
1~	3.08	3.64	2.47	3.09	4.69	1.37	3.07	2.44	3.76
5~	2.79	3.40	2.11	2.76	3.86	1.55	2.82	2.86	2.78
10~	2.87	3.07	2.64	1.65	2.08	1.18	4.40	4.30	4.51
15~	1.97	2.09	1.83	2.13	2.48	1.74	1.78	1.66	1.93
20~	2.96	3.02	2.90	3.11	3.10	3.13	2.80	2.93	2.65
25~	5.95	7.11	4.69	5.44	6.83	3.89	6.65	7.49	5.76
30~	12.19	14.43	9.88	11.71	12.90	10.51	12.90	16.67	8.93
35~	17.13	20.22	13.88	15.87	16.57	15.13	18.83	25.07	12.20
40~	31.62	39.45	23.26	30.49	37.57	22.90	33.04	41.81	23.71
45~	67.13	77.13	56.54	65.38	70.27	60.16	69.20	85.31	52.27
50~	117.42	138.53	94.84	111.59	129.93	91.85	124.72	149.40	98.56
55~	203.70	251.41	154.70	207.45	250.54	163.32	199.17	252.46	144.28
60~	353.36	468.10	236.27	358.29	486.50	230.12	347.26	445.83	244.06
65~	534.40	725.87	348.70	540.89	734.71	355.59	526.90	715.83	340.63
70~	731.91	967.45	512.85	762.55	1039.29	514.20	698.11	891.21	511.31
75~	959.99	1257.75	692.35	998.17	1350.46	690.62	913.31	1148.20	694.54
80~	1350.61	1640.97	1088.95	1488.65	1732.76	1264.23	1159.16	1510.42	851.30
85+	1644.70	2208.35	1209.50	2110.17	2930.43	1468.03	1063.94	1291.47	891.27

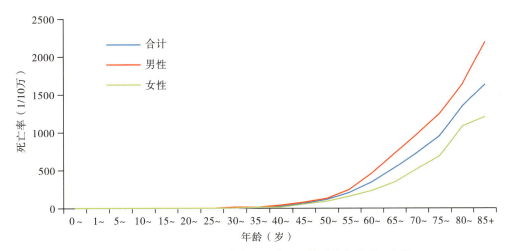

图4-7 2019年陕西省肿瘤登记地区恶性肿瘤年龄别死亡率

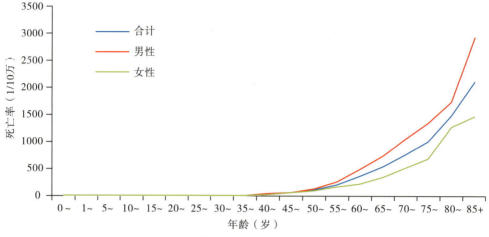

图4-8 2019年城市肿瘤登记地区恶性肿瘤年龄别死亡率

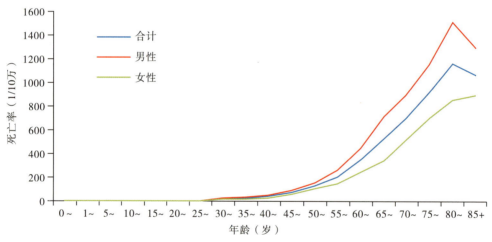

图4-9 2019年农村肿瘤登记地区恶性肿瘤年龄别死亡率

三、2019年陕西省肿瘤登记地区前10位恶性肿瘤

1. 前10位恶性肿瘤发病情况

2019年陕西省肿瘤登记地区恶性肿瘤发病顺位第一的是肺癌，其次为胃癌、乳腺癌、肝癌和食管癌，前10位恶性肿瘤发病人数占全部恶性肿瘤发病人数的78.87%。男性恶性肿瘤发病排在第一位的是肺癌，其次为胃癌、肝癌、食管癌和结直肠癌，男性前10位恶性肿瘤发病人数占男性全部恶性肿瘤发病人数的87.05%。女性恶性肿瘤发病排在第一的是肺癌，其次为乳腺癌、宫颈癌、结直肠癌和胃癌，女性前10位恶性肿瘤发病人数占女性全部恶性肿瘤发病人数的78.17%。（表4-6，图4-10~图4-15）

表 4-6 2019年陕西省肿瘤登记地区前10位恶性肿瘤发病主要指标

顺位	合计				男性				女性			
	部位	发病率（1/10万）	构成比（%）	中标率（1/10万）	部位	发病率（1/10万）	构成比（%）	中标率（1/10万）	部位	发病率（1/10万）	构成比（%）	中标率（1/10万）
1	气管、支气管、肺	47.61	22.72	30.08	气管、支气管、肺	65.76	28.36	43.47	气管、支气管、肺	28.45	15.29	17.16
2	胃	25.23	12.04	15.99	胃	35.51	15.32	23.51	乳房	23.36	12.56	16.45
3	乳房	23.36	5.59	16.45	肝脏	28.18	12.16	19.37	子宫颈	16.86	9.06	11.72
4	肝脏	21.16	10.10	13.93	食管	25.16	10.85	16.55	结直肠、肛门	15.67	8.43	9.59
5	食管	18.09	8.63	11.34	结直肠、肛门	16.99	7.33	11.50	胃	14.38	7.73	8.70
6	子宫颈	16.86	3.94	11.72	胰腺	7.16	3.09	4.75	肝脏	13.75	7.39	8.44
7	结直肠、肛门	16.35	7.80	10.53	前列腺	6.39	2.76	4.15	食管	10.64	5.72	6.33
8	子宫体及子宫部位不明	7.93	1.85	5.23	膀胱	6.03	2.60	4.04	胆囊及其他	8.30	4.46	4.95
9	胆囊及其他	6.49	3.10	4.08	脑、神经系统	5.85	2.52	4.48	子宫体及子宫部位不明	7.93	4.26	5.23
10	胰腺	6.49	3.10	4.11	胆囊及其他	4.78	2.06	3.18	脑、神经系统	6.08	3.27	4.21

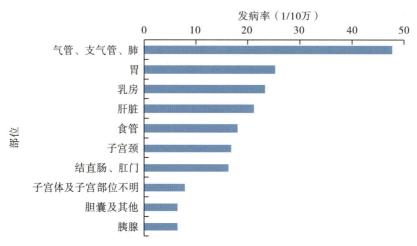

图 4–10 2019 年陕西省肿瘤登记地区前 10 位恶性肿瘤发病率

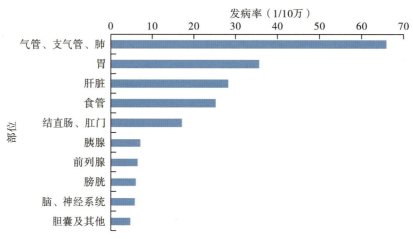

图 4–11 2019 年陕西省肿瘤登记地区男性前 10 位恶性肿瘤发病率

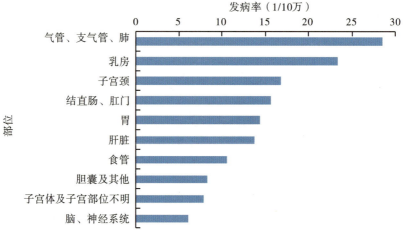

图 4–12 2019 年陕西省肿瘤登记地区女性前 10 位恶性肿瘤发病率

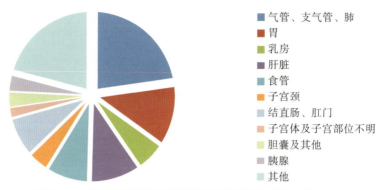

图4-13 2019年陕西省肿瘤登记地区恶性肿瘤发病构成(%)

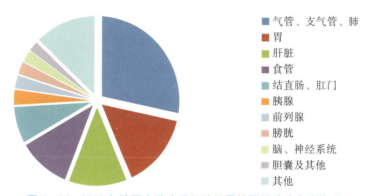

图4-14 2019年陕西省肿瘤登记地区男性恶性肿瘤发病构成(%)

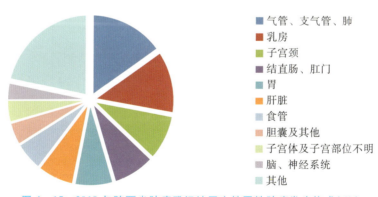

图4-15 2019年陕西省肿瘤登记地区女性恶性肿瘤发病构成(%)

2. 前10位恶性肿瘤死亡情况

2019年陕西省恶性肿瘤登记地区恶性肿瘤死亡顺位第一的是肺癌,其次为胃癌、肝癌、食管癌和结直肠癌,前10位恶性肿瘤死亡人数占全部恶性肿瘤死亡人数的84.30%。男性恶性肿瘤死亡排在第一位的是肺癌,其次为胃癌、肝癌、食管癌和结直肠癌,男性前10位恶性肿瘤死亡人数占男性全部恶性肿瘤死亡人数的89.03%。女性恶性肿瘤死亡排在第一位的是肺癌,其次为胃癌、肝癌、结直肠癌和乳腺癌,女性前10位恶性肿瘤死亡人数占女性全部恶性肿瘤死亡人数的82.16%。(表4-7,图4-16~图4-21)

表 4－7　2019 年陕西省肿瘤登记地区前 10 位恶性肿瘤死亡主要指标

顺位	合计				男性				女性			
	部位	死亡率 (1/10万)	构成比 (%)	中标率 (1/10万)	部位	死亡率 (1/10万)	构成比 (%)	中标率 (1/10万)	部位	死亡率 (1/10万)	构成比 (%)	中标率 (1/10万)
1	气管、支气管、肺	38.47	26.43	24.04	气管、支气管、肺	54.13	30.41	35.65	气管、支气管、肺	21.93	19.71	12.93
2	胃	20.36	13.99	12.76	胃	28.32	15.91	18.71	胃	11.96	10.75	7.06
3	肝脏	18.30	12.57	11.94	肝脏	24.56	13.79	16.85	肝脏	11.70	10.52	6.98
4	食管	14.29	9.82	8.87	食管	20.88	11.73	13.73	结直肠、肛门	8.68	7.80	5.10
5	结直肠、肛门	9.34	6.42	5.85	结直肠、肛门	9.97	5.60	6.64	乳房	7.83	7.04	5.08
6	乳房	7.83	2.71	5.08	胰腺	5.99	3.37	3.94	食管	7.34	6.59	4.23
7	子宫颈	6.81	2.27	4.35	脑、神经系统	4.48	2.52	3.34	子宫颈	6.81	6.12	4.35
8	胰腺	5.51	3.78	3.45	胆囊及其他	3.77	2.12	2.51	胆囊及其他	6.17	5.55	3.60
9	胆囊及其他	4.94	3.39	3.07	前列腺	3.50	1.97	2.25	胰腺	5.00	4.49	2.98
10	脑、神经系统	4.24	2.92	3.04	膀胱	2.87	1.61	1.87	脑、神经系统	4.00	3.59	2.73

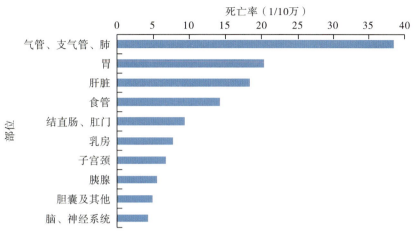

图 4-16 2019年陕西省肿瘤登记地区前10位恶性肿瘤死亡率

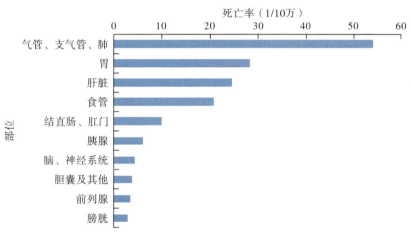

图 4-17 2019年陕西省肿瘤登记地区男性前10位恶性肿瘤死亡率

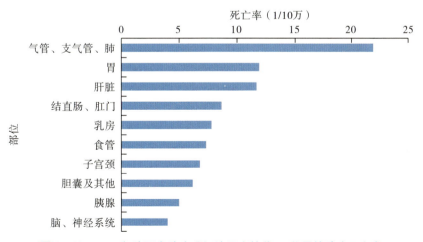

图 4-18 2019年陕西省肿瘤登记地区女性前10位恶性肿瘤死亡率

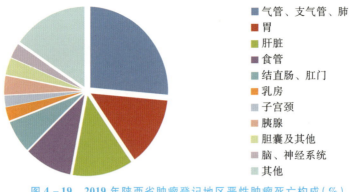

图 4-19　2019 年陕西省肿瘤登记地区恶性肿瘤死亡构成（%）

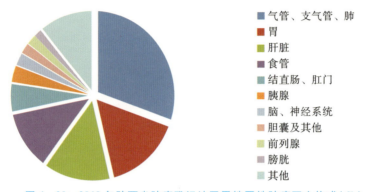

图 4-20　2019 年陕西省肿瘤登记地区男性恶性肿瘤死亡构成（%）

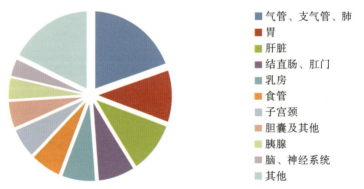

图 4-21　2019 年陕西省肿瘤登记地区女性恶性肿瘤死亡构成（%）

3. 城市地区前 10 位恶性肿瘤发病情况

2019 年陕西省城市肿瘤登记地区恶性肿瘤发病顺位第一的是肺癌，其次为胃癌、乳腺癌、肝癌和结直肠癌，城市地区前 10 位恶性肿瘤发病人数占城市地区全部恶性肿瘤发病人数的 76.53%。城市地区男性恶性肿瘤发病排在第一位的是肺癌，其次为胃癌、肝癌、食管癌和结直肠癌，城市地区男性前 10 位恶性肿瘤发病人数占城市地区男性全部恶性肿瘤发病人数的 85.90%。城市地区女性恶性肿瘤发病排在第一位的是肺癌，其次为乳腺癌、结直肠癌、胃癌和宫颈癌，城市地区女性前 10 位恶性肿瘤发病人数占城市地区女性全部恶性肿瘤发病人数的 77.03%。（表 4-8，图 4-22 ~ 图 4-27）

表4-8 2019年陕西省城市肿瘤登记地区前10位恶性肿瘤发病主要指标

顺位	合计				男性				女性			
	部位	发病率(1/10万)	构成比(%)	中标率(1/10万)	部位	发病率(1/10万)	构成比(%)	中标率(1/10万)	部位	发病率(1/10万)	构成比(%)	中标率(1/10万)
1	气管、支气管、肺	50.88	22.82	32.37	气管、支气管、肺	69.91	28.35	46.86	气管、支气管、肺	30.91	15.59	18.66
2	胃	25.97	11.64	16.59	胃	35.99	14.60	24.19	乳房	25.78	13.00	17.94
3	乳房	25.78	5.84	17.94	肝脏	27.99	11.35	19.35	结直肠、肛门	17.84	9.00	10.83
4	肝脏	20.99	9.41	13.85	食管	25.13	10.19	16.67	胃	15.45	7.79	9.38
5	结直肠、肛门	18.79	8.42	12.03	结直肠、肛门	19.69	7.98	13.29	子宫颈	14.99	7.56	10.62
6	食管	18.69	8.38	11.81	胰腺	8.11	3.29	5.48	肝脏	13.64	6.88	8.37
7	子宫颈	14.99	3.33	10.62	前列腺	7.95	3.22	5.18	食管	11.93	6.02	7.21
8	前列腺	7.95	1.86	5.18	膀胱	6.14	2.49	4.12	胆囊及其他	8.67	4.37	5.10
9	胰腺	7.29	3.27	4.67	脑、神经系统	5.74	2.33	4.35	子宫体及子宫部位不明	7.09	3.58	4.71
10	子宫体及子宫部位不明	7.09	1.56	4.71	胆囊及其他	5.18	2.10	3.50	胰腺	6.43	3.24	3.90

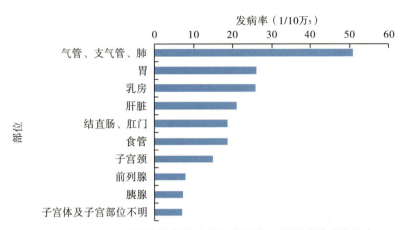

图4-22 2019年陕西省城市肿瘤登记地区前10位恶性肿瘤发病率

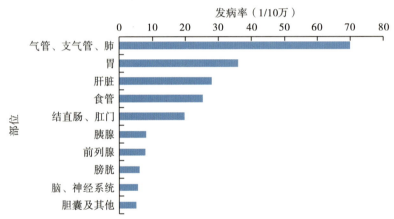

图4-23 2019年陕西省城市肿瘤登记地区男性前10位恶性肿瘤发病率

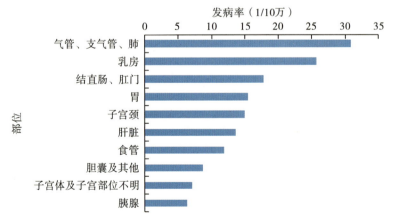

图4-24 2019年陕西省城市肿瘤登记地区女性前10位恶性肿瘤发病率

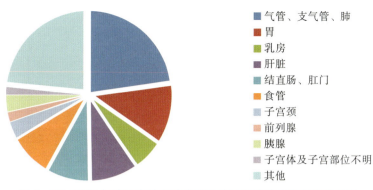

图4-25 2019年陕西省城市肿瘤登记地区恶性肿瘤发病构成（%）

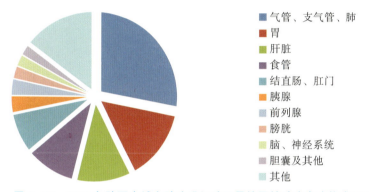

图4-26 2019年陕西省城市肿瘤登记地区男性恶性肿瘤发病构成（%）

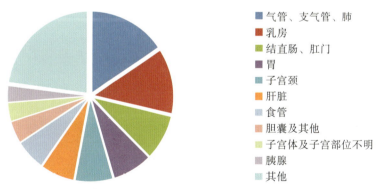

图4-27 2019年陕西省城市肿瘤登记地区女性恶性肿瘤发病构成（%）

4. 城市地区前10位恶性肿瘤死亡情况

2019年陕西省城市肿瘤登记地区恶性肿瘤死亡顺位第一的是肺癌，其次为胃癌、肝癌、食管癌和结直肠癌，城市地区前10位恶性肿瘤死亡人数占城市地区全部恶性肿瘤死亡人数的81.83%。城市地区男性恶性肿瘤死亡排在第一位的是肺癌，其次为胃癌、肝癌、食管癌和结直肠癌，城市地区男性前10位恶性肿瘤死亡人数占城市地区男性全部恶性肿瘤死亡人数的88.31%。城市地区女性恶性肿瘤死亡排在第一位的是肺癌，其次为胃癌、肝癌、结直肠癌和乳腺癌，城市地区女性前10位恶性肿瘤死亡人数占城市地区女性全部恶性肿瘤死亡人数的80.85%。（表4-9，图4-28～图4-33）

表 4-9 2019 年陕西省城市肿瘤登记地区前 10 位恶性肿瘤死亡主要指标

顺位	合计 部位	死亡率(1/10万)	构成比(%)	中标率(1/10万)	男性 部位	死亡率(1/10万)	构成比(%)	中标率(1/10万)	女性 部位	死亡率(1/10万)	构成比(%)	中标率(1/10万)
1	气管、支气管、肺	40.21	26.71	25.23	气管、支气管、肺	57.17	31.07	38.13	气管、支气管、肺	22.41	19.43	13.16
2	胃	20.65	13.72	13.03	胃	28.44	15.46	19.06	胃	12.46	10.81	7.39
3	肝脏	17.84	11.86	11.63	肝脏	23.48	12.76	16.19	肝脏	11.93	10.34	7.06
4	食管	13.61	9.04	8.49	食管	19.83	10.78	13.15	结直肠、肛门	9.68	8.40	5.60
5	结直肠、肛门	10.63	7.06	6.59	结直肠、肛门	11.53	6.26	7.66	乳房	8.52	7.39	5.53
6	乳房	8.52	2.87	5.53	胰腺	6.30	3.42	4.19	食管	7.09	6.15	4.13
7	子宫颈	5.76	1.87	3.80	前列腺	4.56	2.48	2.92	胆囊及其他	6.44	5.59	3.73
8	胰腺	5.65	3.75	3.57	脑、神经系统	4.28	2.33	3.21	子宫颈	5.76	5.00	3.80
9	胆囊及其他	5.11	3.40	3.17	胆囊及其他	3.84	2.09	2.57	胰腺	4.97	4.31	2.97
10	前列腺	4.56	1.55	2.92	膀胱	3.05	1.66	1.99	脑、神经系统	3.96	3.43	2.62

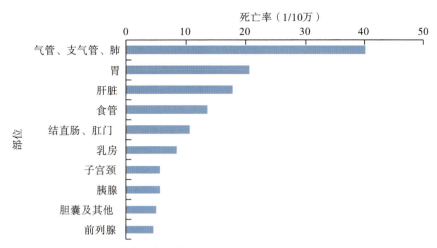

图4-28　2019年陕西省城市肿瘤登记地区前10位恶性肿瘤死亡率

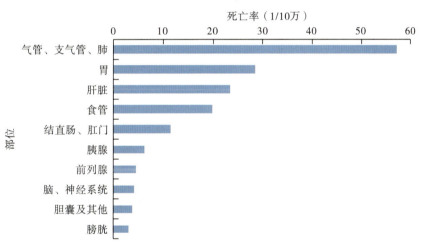

图4-29　2019年陕西省城市肿瘤登记地区男性前10位恶性肿瘤死亡率

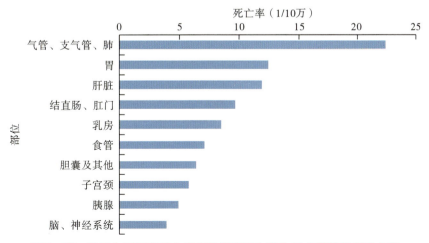

图4-30　2019年陕西省城市肿瘤登记地区女性前10位恶性肿瘤死亡率

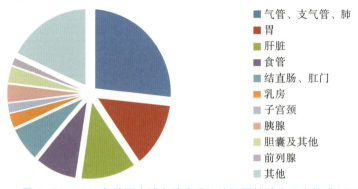

图4-31 2019年陕西省城市肿瘤登记地区恶性肿瘤死亡构成（%）

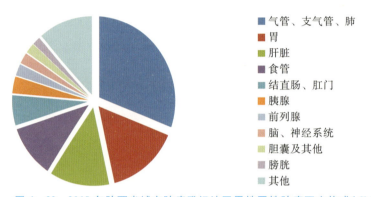

图4-32 2019年陕西省城市肿瘤登记地区男性恶性肿瘤死亡构成（%）

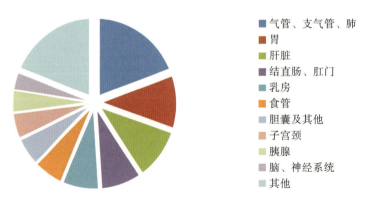

图4-33 2019年陕西省城市肿瘤登记地区女性恶性肿瘤死亡构成（%）

5. 农村地区前10位恶性肿瘤发病情况

2019年陕西省农村肿瘤登记地区恶性肿瘤发病顺位第一的是肺癌，其次为胃癌、肝癌、乳腺癌和宫颈癌，农村地区前10位恶性肿瘤发病人数占农村地区全部恶性肿瘤发病人数的80.75%。农村地区男性恶性肿瘤发病排在第一位的是肺癌，其次为胃癌、肝癌、食管癌和结直肠癌，农村地区男性前10位恶性肿瘤发病人数占农村地区男性全部恶性肿瘤发病人数的88.65%。农村地区女性恶性肿瘤发病排在第一位的是肺癌，其次为乳腺癌、宫颈癌、肝癌和胃癌，农村地区女性前10位恶性肿瘤发病人数占农村地区女性全部恶性肿瘤发病人数的80.17%。（表4-10，图4-34～图4-39）

表4-10 2019年陕西省农村肿瘤登记地区前10位恶性肿瘤发病主要指标

顺位	合计 部位	发病率(1/10万)	构成比(%)	中标率(1/10万)	男性 部位	发病率(1/10万)	构成比(%)	中标率(1/10万)	女性 部位	发病率(1/10万)	构成比(%)	中标率(1/10万)
1	气管、支气管、肺	43.56	22.58	27.27	气管、支气管、肺	60.65	28.37	39.43	气管、支气管、肺	25.37	14.86	15.29
2	胃	24.32	12.61	15.25	胃	34.92	16.34	22.70	乳房	20.34	11.92	14.61
3	肝脏	21.38	11.08	14.04	肝脏	28.43	13.30	19.40	子宫颈	19.20	11.24	13.01
4	乳房	20.34	5.24	14.61	食管	25.19	11.78	16.38	肝脏	13.89	8.14	8.53
5	子宫颈	19.20	4.82	13.01	结直肠、肛门	13.66	6.39	9.34	胃	13.04	7.64	7.86
6	食管	17.36	9.00	10.75	胰腺	6.00	2.81	3.89	结直肠、肛门	12.97	7.60	8.07
7	结直肠、肛门	13.33	6.91	8.70	脑、神经系统	5.98	2.80	4.64	食管	9.02	5.29	5.24
8	子宫体及子宫部位不明	8.98	2.25	5.89	膀胱	5.89	2.76	3.92	子宫体及子宫部位不明	8.98	5.26	5.89
9	脑、神经系统	6.09	3.15	4.52	前列腺	4.47	2.09	2.89	胆囊及其他	7.83	4.59	4.75
10	胆囊及其他	6.01	3.11	3.78	胆囊及其他	4.30	2.01	2.78	脑、神经系统	6.20	3.63	4.36

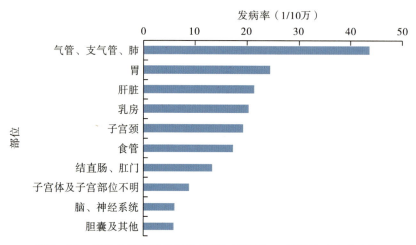

图 4－34 2019 年陕西省农村肿瘤登记地区前 10 位恶性肿瘤发病率

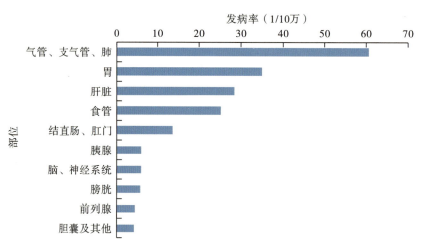

图 4－35 2019 年陕西省农村肿瘤登记地区男性前 10 位恶性肿瘤发病率

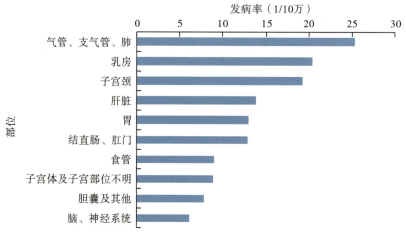

图 4－36 2019 年陕西省农村肿瘤登记地区女性前 10 位恶性肿瘤发病率

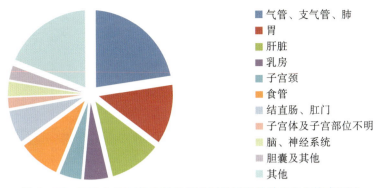

图 4-37　2019 年陕西省农村肿瘤登记地区恶性肿瘤发病构成（%）

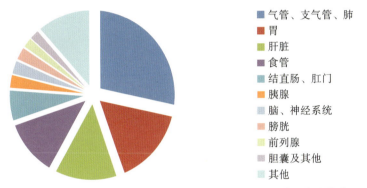

图 4-38　2019 年陕西省农村肿瘤登记地区男性恶性肿瘤发病构成（%）

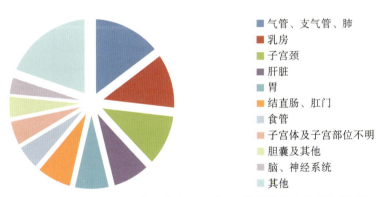

图 4-39　2019 年陕西省农村肿瘤登记地区女性恶性肿瘤发病构成（%）

6. 农村地区前 10 位恶性肿瘤死亡情况

2019 年农村肿瘤登记地区恶性肿瘤死亡顺位第一的是肺癌，其次为胃癌、肝癌、食管癌和宫颈癌，农村地区前 10 位恶性肿瘤死亡人数占农村地区全部恶性肿瘤死亡人数的 86.03%。农村男性恶性肿瘤死亡排在第一位的是肺癌，其次为胃癌、肝癌、食管癌和结直肠癌，农村地区男性前 10 位恶性肿瘤死亡人数占农村地区男性全部恶性肿瘤死亡人数的 89.99%。农村地区女性恶性肿瘤死亡排在第一位的是肺癌，其次为肝癌、胃癌、宫颈癌和食管癌，农村地区女性前 10 位恶性肿瘤死亡人数占农村地区女性全部恶性肿瘤死亡人数的 83.93%。（表 4-11，图 4-40～图 4-45）

表4-11 2019年陕西省农村肿瘤登记地区前10位恶性肿瘤死亡主要指标

顺位	合计				男性				女性			
	部位	死亡率(1/10万)	构成比(%)	中标率(1/10万)	部位	死亡率(1/10万)	构成比(%)	中标率(1/10万)	部位	死亡率(1/10万)	构成比(%)	中标率(1/10万)
1	气管、支气管、肺	36.32	26.05	22.55	气管、支气管、肺	50.40	29.53	32.67	气管、支气管、肺	21.33	20.10	12.59
2	胃	20.00	14.35	12.44	胃	28.17	16.51	18.36	肝脏	11.41	10.75	6.87
3	肝脏	18.87	13.54	12.30	肝脏	25.88	15.17	17.64	胃	11.32	10.66	6.65
4	食管	15.13	10.85	9.35	食管	22.17	12.99	14.48	子宫颈	8.11	7.64	5.02
5	子宫颈	8.11	2.82	5.02	结直肠、肛门	8.05	4.72	5.45	食管	7.65	7.20	4.37
6	结直肠、肛门	7.74	5.56	4.95	胰腺	5.61	3.29	3.62	结直肠、肛门	7.42	6.99	4.47
7	乳房	6.96	2.50	4.51	脑、神经系统	4.73	2.77	3.52	乳房	6.96	6.55	4.51
8	胰腺	5.33	3.82	3.30	胆囊及其他	3.69	2.16	2.42	胆囊及其他	5.83	5.49	3.44
9	胆囊及其他	4.73	3.39	2.95	膀胱	2.65	1.56	1.72	胰腺	5.03	4.74	2.98
10	脑、神经系统	4.39	3.15	3.20	前列腺	2.20	1.29	1.42	脑、神经系统	4.04	3.81	2.87

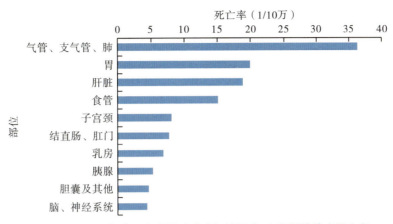

图 4-40　2019 年陕西省农村肿瘤登记地区前 10 位恶性肿瘤死亡率

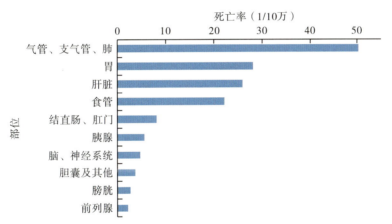

图 4-41　2019 年陕西省农村肿瘤登记地区男性前 10 位恶性肿瘤死亡率

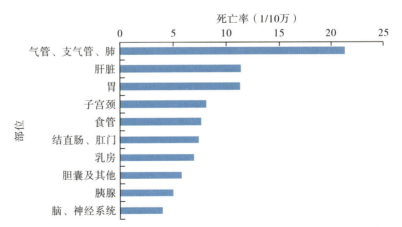

图 4-42　2019 年陕西省农村肿瘤登记地区女性前 10 位恶性肿瘤死亡率

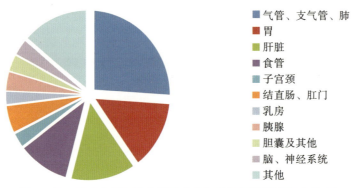

图4-43 2019年陕西省农村肿瘤登记地区恶性肿瘤死亡构成(%)

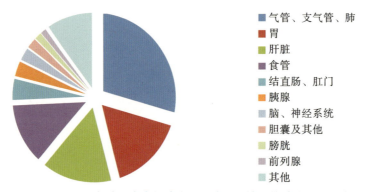

图4-44 2019年陕西省农村肿瘤登记地区男性恶性肿瘤死亡构成(%)

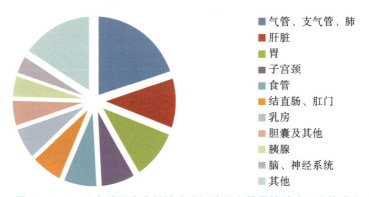

图4-45 2019年陕西省农村肿瘤登记地区女性恶性肿瘤死亡构成(%)

第五章 2019年陕西省肿瘤登记地区各部位恶性肿瘤的发病与死亡情况

一、口腔和咽（除鼻咽外）

2019年陕西省肿瘤登记地区口腔和咽（除鼻咽外）恶性肿瘤的发病率是1.89/10万，中标率为1.24/10万，世标率为1.25/10万，其发病人数占全部恶性肿瘤发病人数的0.90%。其中男性口腔和咽（除鼻咽外）恶性肿瘤的发病率为2.38/10万，女性口腔和咽（除鼻咽外）恶性肿瘤的发病率为1.38/10万，男性口腔和咽（除鼻咽外）恶性肿瘤发病的中标率是女性的1.73倍，城市地区口腔和咽（除鼻咽外）恶性肿瘤发病的中标率是农村地区的1.18倍。同期口腔和咽（除鼻咽外）恶性肿瘤的死亡率是1.34/10万，中标率为0.84/10万，世标率为0.86/10万，男性口腔和咽（除鼻咽外）恶性肿瘤死亡的中标率是女性的2.04倍。城市地区口腔和咽（除鼻咽外）恶性肿瘤死亡的中标率是农村地区的1.20倍。口腔和咽（除鼻咽外）恶性肿瘤发病和死亡的累积率（0~74岁）分别为0.15%和0.08%。（表5-1）

表5-1 2019年陕西省肿瘤登记地区口腔和咽（除鼻咽外）恶性肿瘤发病与死亡情况

地区	性别	病例数	粗率 (1/10万)	构成 (%)	中标率 (1/10万)	世标率 (1/10万)	累积率(0~74岁) (%)
发病							
全省	合计	381	1.89	0.90	1.24	1.25	0.15
	男性	246	2.38	1.03	1.59	1.64	0.20
	女性	135	1.38	0.74	0.92	0.89	0.10
城市	合计	227	2.04	0.91	1.34	1.37	0.16
	男性	151	2.65	1.07	1.79	1.87	0.22
	女性	76	1.40	0.71	0.89	0.88	0.11
农村	合计	154	1.71	0.89	1.14	1.11	0.13
	男性	95	2.05	0.96	1.36	1.35	0.17
	女性	59	1.35	0.79	0.95	0.90	0.09
死亡							
全省	合计	269	1.34	0.92	0.84	0.86	0.08
	男性	179	1.73	0.97	1.14	1.19	0.11
	女性	90	0.92	0.83	0.56	0.56	0.06
城市	合计	164	1.47	0.98	0.91	0.96	0.09
	男性	113	1.98	1.08	1.29	1.39	0.11

续表

地区	性别	病例数	粗率 (1/10万)	构成 (%)	中标率 (1/10万)	世标率 (1/10万)	累积率(0~74岁) (%)
农村	女性	51	0.94	0.81	0.55	0.56	0.06
	合计	105	1.17	0.84	0.76	0.74	0.08
	男性	66	1.42	0.83	0.96	0.93	0.11
	女性	39	0.90	0.84	0.57	0.56	0.06

口腔和咽（除鼻咽外）恶性肿瘤年龄别发病率在"45～岁"组之前处于较低水平，"45～岁"组之后缓慢上升，到"85＋岁"组达到峰值，男性口腔和咽（除鼻咽外）恶性肿瘤年龄别发病率高于女性。口腔和咽（除鼻咽外）恶性肿瘤年龄别死亡率在"50～岁"组之前处于较低水平，"50～岁"组之后快速上升，到"85＋岁"组达到峰值。城乡不同地区口腔和咽（除鼻咽外）恶性肿瘤年龄别发病率、死亡率虽存在一定差异，但总体趋势类同。（图5-1~图5-6）

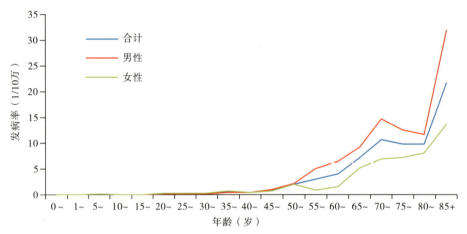

图5-1 2019年陕西省肿瘤登记地区口腔和咽（除鼻咽外）恶性肿瘤年龄别发病率

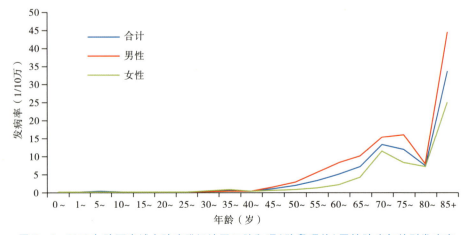

图5-2 2019年陕西省城市肿瘤登记地区口腔和咽（除鼻咽外）恶性肿瘤年龄别发病率

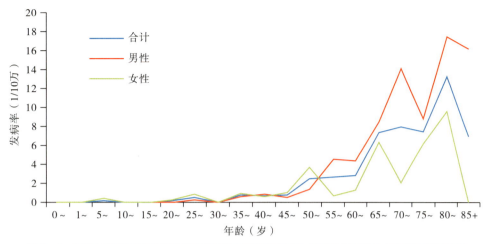

图 5-3 2019 年陕西省农村肿瘤登记地区口腔和咽(除鼻咽外)恶性肿瘤年龄别发病率

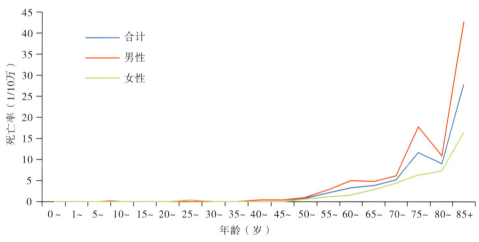

图 5-4 2019 年陕西省肿瘤登记地区口腔和咽(除鼻咽外)恶性肿瘤年龄别死亡率

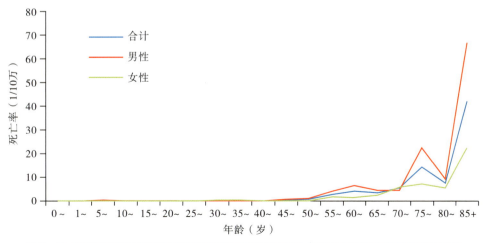

图 5-5 2019 年陕西省城市肿瘤登记地区口腔和咽(除鼻咽外)恶性肿瘤年龄别死亡率

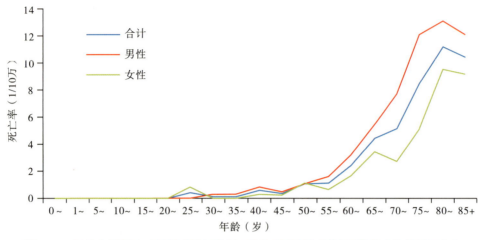

图 5-6　2019年陕西省农村肿瘤登记地区口腔和咽（除鼻咽外）恶性肿瘤年龄别死亡率

在20个城市肿瘤登记地区中，男性口腔和咽（除鼻咽外）恶性肿瘤标化发病率最高的是阎良区（8.80/10万），其次是宝塔区和碑林区；女性口腔和咽（除鼻咽外）恶性肿瘤发病率最高的是阎良区（1.80/10万），其次是汉滨区和宝塔区。男性口腔和咽（除鼻咽外）恶性肿瘤标化死亡率最高的是宝塔区（6.70/10万），而女性口腔和咽（除鼻咽外）恶性肿瘤标化死亡率最高的是渭滨区（2.02/10万）。（图5-7）

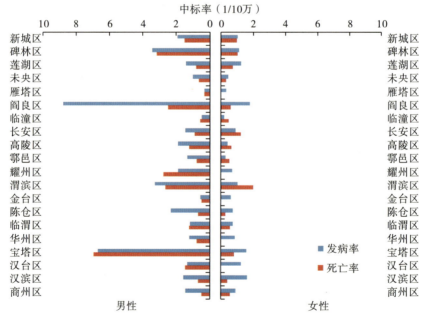

图 5-7　2019年陕西省城市肿瘤登记地区口腔和咽（除鼻咽外）恶性肿瘤发病率和死亡率

在28个农村肿瘤登记地区中，男性口腔和咽（除鼻咽外）恶性肿瘤标化发病率最高的为宁陕县（5.65/10万），其次为紫阳县和麟游县；女性口腔和咽（除鼻咽外）恶性肿瘤标化发病率最高的是宁陕县（13.53/10万），其次是宁强县和潼关县。男性口腔和咽（除鼻咽外）恶性肿瘤标化死亡率最高的是紫阳县（3.54/10万）；女性口腔和咽（除鼻咽

外)恶性肿瘤标化死亡率最高的是陇县(2.19/10万)。(图5-8)

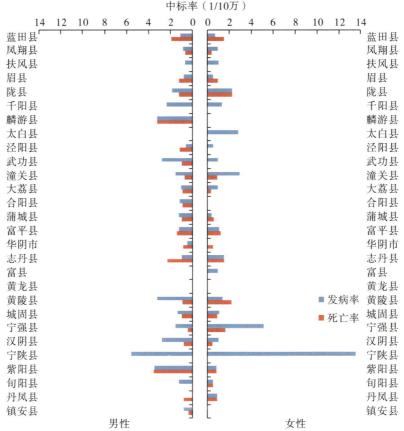

图5-8 2019年陕西省农村肿瘤登记地区口腔和咽(除鼻咽外)恶性肿瘤发病率和死亡率

二、鼻咽

2019年陕西省肿瘤登记地区鼻咽癌的发病率是0.91/10万,中标率为0.66/10万,世标率为0.63/10万,其发病人数占全部恶性肿瘤发病人数的0.44%。其中男性鼻咽癌的发病率为1.15/10万,女性鼻咽癌的发病率为0.66/10万,男性鼻咽癌发病的中标率是女性的1.74倍,农村地区鼻咽癌发病的中标率是城市地区的1.29倍。同期鼻咽癌的死亡率是0.63/10万,中标率为0.42/10万,世标率为0.42/10万。其中男性鼻咽癌的死亡率为0.80/10万,女性鼻咽癌的死亡率0.44/10万,男性鼻咽癌死亡的中标率是女性的1.82倍。鼻咽癌发病和死亡的累积率(0~74岁)分别为0.07%和0.05%。(表5-2)

鼻咽癌年龄别发病率和死亡率在"30~岁"组之前处于较低水平,"30~岁"组之后呈上升趋势。鼻咽癌年龄别发病率和死亡率波动较大,城市地区男性鼻咽癌年龄别发病率和死亡率分别在"80~岁"组和"85+岁"组达到峰值,城市地区女性鼻咽癌年龄别发病率和死亡率分别在"85+岁"组和"80~岁"组达到峰值,而农村地区男性鼻咽癌年龄别发病率和死亡率分别在"70~岁"组和"80~岁"达到峰值,农村地区女性鼻咽癌年龄别发病率和死亡率分别在"85+岁"组和"80~岁"组达到峰值。(图5-9~图5-14)

表 5－2　2019 年陕西省肿瘤登记地区鼻咽癌发病与死亡情况

地区	性别	病例数	粗率（1/10万）	构成（%）	中标率（1/10万）	世标率（1/10万）	累积率（0~74岁）（%）
发病							
全省	合计	184	0.91	0.44	0.66	0.63	0.07
	男性	119	1.15	0.50	0.85	0.82	0.10
	女性	65	0.66	0.36	0.46	0.45	0.04
城市	合计	95	0.85	0.38	0.58	0.57	0.07
	男性	61	1.07	0.43	0.77	0.74	0.09
	女性	34	0.63	0.32	0.40	0.41	0.04
农村	合计	89	0.99	0.51	0.75	0.71	0.08
	男性	58	1.25	0.59	0.95	0.91	0.10
	女性	31	0.71	0.42	0.54	0.51	0.05
死亡							
全省	合计	126	0.63	0.43	0.42	0.42	0.05
	男性	83	0.80	0.45	0.57	0.56	0.06
	女性	43	0.44	0.39	0.27	0.28	0.03
城市	合计	64	0.58	0.38	0.37	0.38	0.04
	男性	40	0.70	0.38	0.47	0.48	0.06
	女性	24	0.44	0.38	0.27	0.28	0.03
农村	合计	62	0.69	0.49	0.49	0.47	0.05
	男性	43	0.93	0.54	0.69	0.65	0.07
	女性	19	0.44	0.41	0.27	0.29	0.03

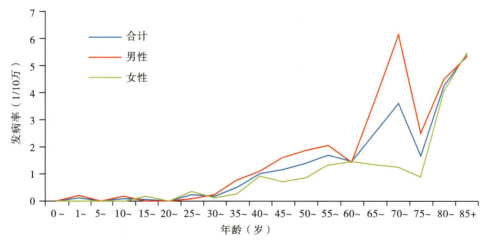

图 5－9　2019 年陕西省肿瘤登记地区鼻咽癌年龄别发病率

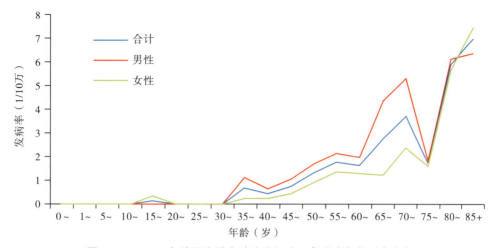

图 5-10　2019 年陕西省城市肿瘤登记地区鼻咽癌年龄别发病率

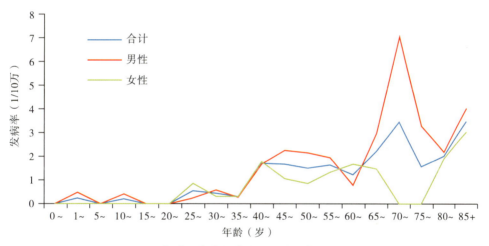

图 5-11　2019 年陕西省农村肿瘤登记地区鼻咽癌年龄别发病率

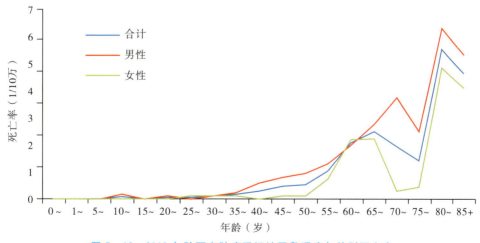

图 5-12　2019 年陕西省肿瘤登记地区鼻咽癌年龄别死亡率

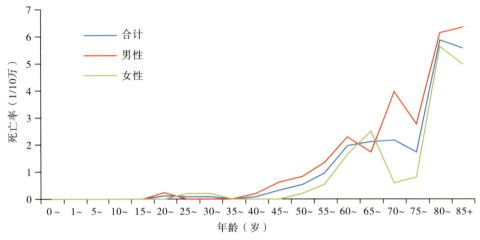

图 5－13　2019 年陕西省城市肿瘤登记地区鼻咽癌年龄别死亡率

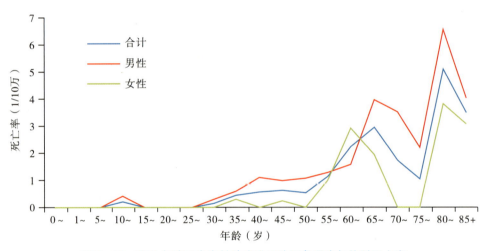

图 5－14　2019 年陕西省农村肿瘤登记地区鼻咽癌年龄别死亡率

在 20 个城市肿瘤登记地区中，男性鼻咽癌标化发病率最高的是汉滨区(1.73/10万)，其次为碑林区和华州区；女性鼻咽癌标化发病率最高的是汉滨区(1.18/10 万)，其次为宝塔区和华州区。男性鼻咽癌标化死亡率最高的是长安区(1.22/10 万)，其次为莲湖区和碑林区；女性鼻咽癌标化死亡率最高的是新城区(0.95/10 万)，其次为宝塔区和渭滨区。(图 5－15)

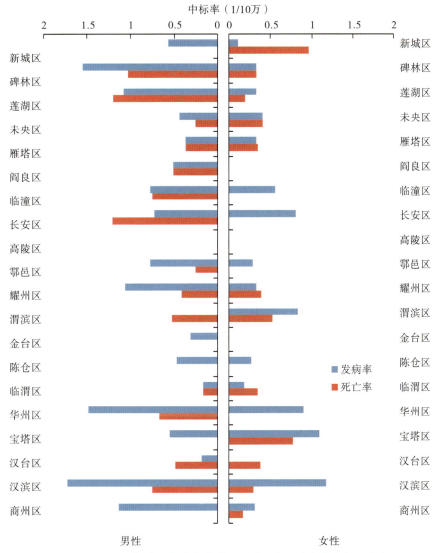

图 5-15 2019年陕西省城市肿瘤登记地区鼻咽癌发病率和死亡率

在28个农村肿瘤登记地区中,男性鼻咽癌标化发病率最高的是汉阴县(5.62/10万),其次为紫阳县和宁陕县;女性鼻咽癌标化发病率最高的是汉阴县(3.99/10万),其次为宁强县和陇县。男性鼻咽癌标化死亡率最高的是富县(2.74/10万),其次为汉阴县和太白县;女性鼻咽癌标化死亡率最高的是富县(1.91/10万),其次为黄陵县和丹凤县。(图5-16)

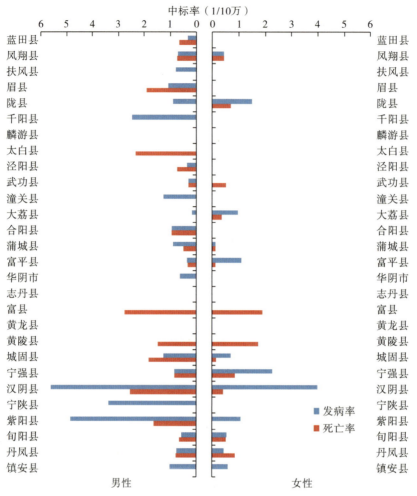

图 5 – 16 2019 年陕西省农村肿瘤登记地区鼻咽癌发病率和死亡率

三、食管

2019 年陕西省肿瘤登记地区食管癌的发病率是 18.09/10 万，中标率为 11.34/10 万，世标率为 11.43/10 万，其发病人数占全部恶性肿瘤发病人数的 8.63%。其中男性食管癌的发病率为 25.16/10 万，女性食管癌的发病率为 10.64/10 万，男性食管癌发病的中标率是女性的 2.61 倍，城市地区食管癌发病的中标率是农村地区的 1.10 倍。同期食管癌的死亡率是 13.61/10 万，中标率为 8.49/10 万，世标率为 8.65/10 万。其中男性食管癌的死亡率为 19.83/10 万，女性食管癌的死亡率为 7.09/10 万，男性食管癌死亡的中标率是女性的 3.18 倍。食管癌发病和死亡的累积率（0 ~ 74 岁）分别为 1.39% 和 1.01%。（表 5 – 3）

食管癌年龄别发病率和死亡率在"40 ~ 岁"组之前处于较低水平，"40 ~ 岁"组之后快速上升。男性食管癌年龄别发病率自"40 ~ 岁"组快速上升后，到"80 ~ 岁"组达到峰值，"85 + 岁"组略微下降。男性食管癌年龄别死亡率自"40 ~ 岁"组快速上升后，到"85 + 岁"组达到峰值。性别之间比较，男性食管癌年龄别发病率、死亡率均高于女性。

城市地区食管癌年龄别发病率和死亡率在"85+岁"组达到峰值，而农村地区食管癌年龄别发病率和死亡率则在"80~岁"组达到峰值。（图5-17~图5-22）

表5-3 2019年陕西省肿瘤登记地区食管癌发病与死亡情况

地区	性别	病例数	粗率 （1/10万）	构成 （%）	中标率 （1/10万）	世标率 （1/10万）	累积率（0~74岁） （%）
发病							
全省	合计	3640	18.09	8.63	11.34	11.43	1.39
	男性	2599	25.16	10.85	16.55	16.72	2.06
	女性	1041	10.64	5.72	6.33	6.34	0.73
城市	合计	2080	18.69	8.38	11.81	11.97	1.41
	男性	1432	25.13	10.19	16.67	16.96	2.04
	女性	648	11.93	6.02	7.21	7.24	0.82
农村	合计	1560	17.36	9.00	10.75	10.77	1.35
	男性	1167	25.19	11.78	16.38	16.38	2.07
	女性	393	9.02	5.29	5.24	5.25	0.63
死亡							
全省	合计	1515	13.61	9.04	8.49	8.65	1.01
	男性	1130	19.83	10.78	13.15	13.50	1.58
	女性	385	7.09	6.15	4.13	4.12	0.47
城市	合计	2875	14.29	9.82	8.87	8.91	1.04
	男性	2157	20.88	11.73	13.73	13.86	1.62
	女性	718	7.34	6.59	4.23	4.20	0.47
农村	合计	1360	15.13	10.85	9.35	9.24	1.07
	男性	1027	22.17	12.99	14.48	14.32	1.67
	女性	333	7.65	7.20	4.37	4.31	0.46

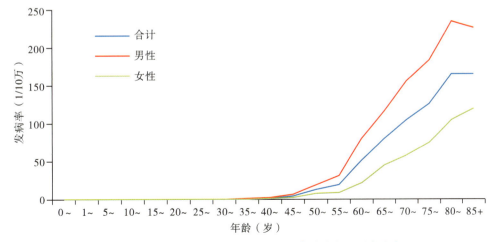

图5-17 2019年陕西省肿瘤登记地区食管癌年龄别发病率

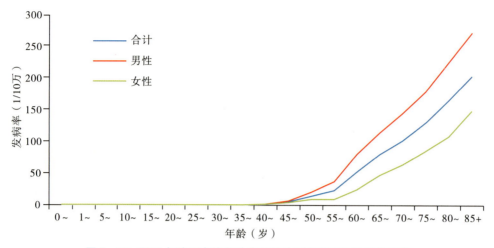

图 5-18　2019 年陕西省城市肿瘤登记地区食管癌年龄别发病率

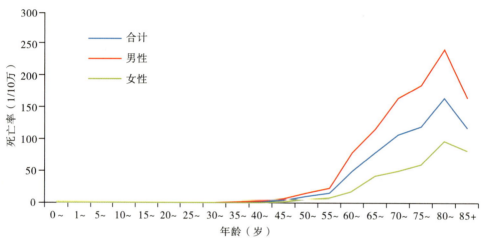

图 5-19　2019 年陕西省农村肿瘤登记地区食管癌年龄别发病率

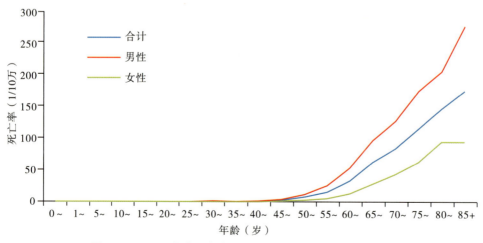

图 5-20　2019 年陕西省肿瘤登记地区食管癌年龄别死亡率

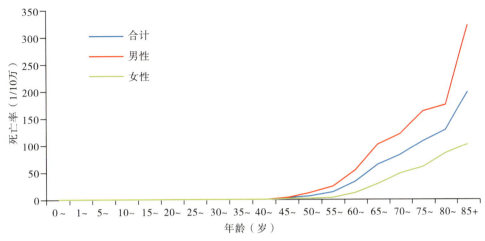

图 5-21　2019 年陕西省城市肿瘤登记地区食管癌年龄别死亡率

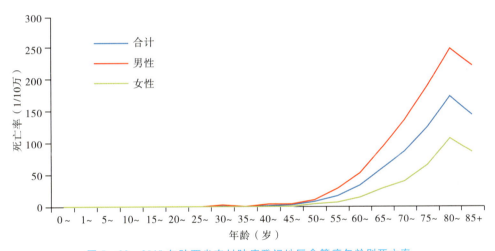

图 5-22　2019 年陕西省农村肿瘤登记地区食管癌年龄别死亡率

在 20 个城市肿瘤登记地区中,男性食管癌标化发病率最高的是商州区(56.62/10 万),其次为阎良区和临渭区;女性食管癌标化发病率最高的是商州区(25.13/10 万),其次为长安区和汉滨区。男性食管癌标化死亡率最高的是商州区(36.12/10 万),其次为临渭区和汉滨区;女性食管癌标化死亡率最高的是商州区(1373/10 万),其次为耀州区和临潼区。(图 5-23)

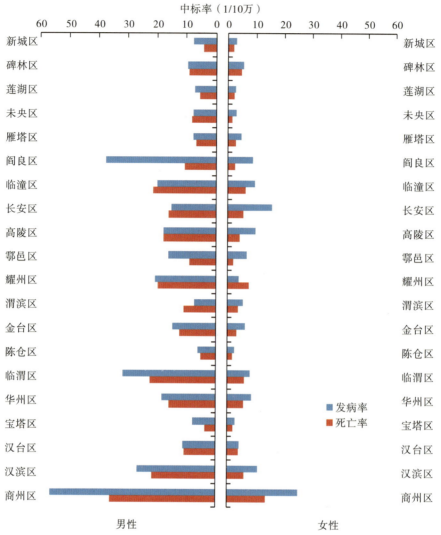

图 5－23　2019 年陕西省城市肿瘤登记地区食管癌发病率和死亡率

在 28 个农村肿瘤登记地区中，男性食管癌标化发病率最高的是旬阳县（45.41/10万），其次为蓝田县和华阴市；女性食管癌标化发病率最高的是旬阳县（13.43/10 万），其次为华阴市和镇安县。男性食管癌标化死亡率最高的是蓝田县（28.71/10 万），其次为丹凤县和富平县；女性食管癌标化死亡率最高的是华阴市（11.02/10 万），其次为麟游县和富平县。（图 5－24）

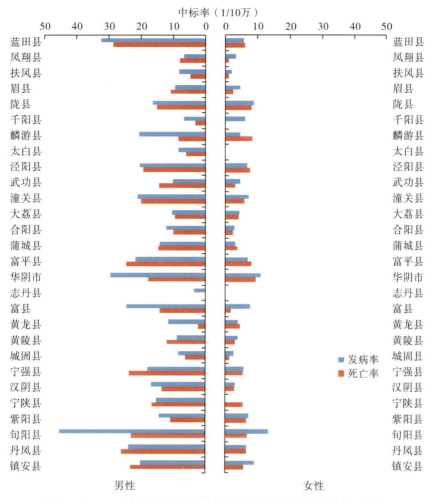

图 5-24 2019 年陕西省农村肿瘤登记地区食管癌发病率和死亡率

四、胃

2019 年陕西省肿瘤登记地区胃癌的发病率是 25.23/10 万，中标率为 15.99/10 万，世标率为 16.06/10 万，其发病人数占全部恶性肿瘤发病人数的 12.04%。其中男性胃癌的发病率为 35.31/10 万，女性胃癌的发病率为 14.38/10 万，男性胃癌发病的中标率是女性的 2.70 倍，城市地区胃癌发病的中标率是农村地区的 1.09 倍。同期胃癌的死亡率是 20.36/10 万，中标率为 12.76/10 万，世标率为 12.80/10 万。其中男性胃癌的死亡率为 28.32/10 万，女性胃癌的死亡率为 11.96/10 万，男性胃癌死亡的中标率是女性的 2.65 倍。胃癌发病和死亡的累积率(0~74 岁)分别为 1.91% 和 1.46%。(表 5-4)

胃癌年龄别发病率和死亡率在"40~岁"组之前处于较低水平，"40~岁"组之后快速上升。男性胃癌年龄别发病率、死亡率均为自"40~岁"组之后快速上升，直到"80~岁"组达到峰值，"85+岁"组略微下降。城市地区男女、农村地区女性均为自"40~岁"组之后快速上升，直到"85+岁"组达到发病峰值。(图 5-25~图 5-30)

表 5-4　2019 年陕西省肿瘤登记地区胃癌发病与死亡情况

地区	性别	病例数	粗率 （1/10 万）	构成 （%）	中标率 （1/10 万）	世标率 （1/10 万）	累积率（0~74 岁） （%）
发病							
全省	合计	5076	25.23	12.04	15.99	16.06	1.91
	男性	3669	35.51	15.32	23.51	23.74	2.89
	女性	1407	14.38	7.73	8.70	8.61	0.95
城市	合计	2890	25.97	11.64	16.59	16.71	1.94
	男性	2051	35.99	14.60	24.19	24.54	2.92
	女性	839	15.45	7.79	9.38	9.27	1.00
农村	合计	2186	24.32	12.61	15.25	15.26	1.87
	男性	1618	34.92	16.34	22.70	22.77	2.85
	女性	568	13.04	7.64	7.86	7.79	0.89
死亡							
全省	合计	4096	20.36	13.99	12.76	12.80	1.46
	男性	2926	28.32	15.91	18.71	18.83	2.22
	女性	1170	11.96	10.75	7.06	7.03	0.71
城市	合计	2298	20.65	13.72	13.03	13.13	1.49
	男性	1621	28.44	15.46	19.06	19.35	2.28
	女性	677	12.46	10.81	7.39	7.32	0.75
农村	合计	1798	20.00	14.35	12.44	12.41	1.42
	男性	1305	28.17	16.51	18.36	18.25	2.17
	女性	493	11.32	10.66	6.65	6.68	0.68

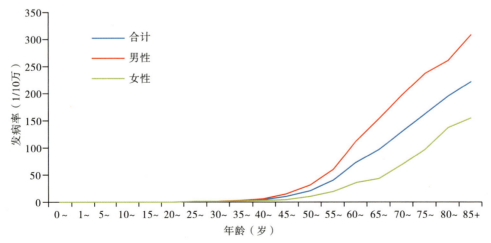

图 5-25　2019 年陕西省肿瘤登记地区胃癌年龄别发病率

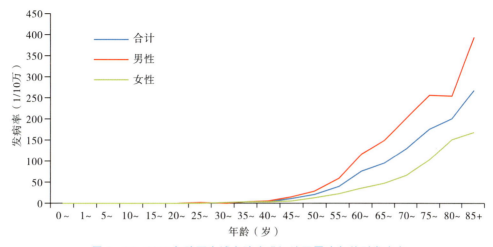

图 5-26　2019 年陕西省城市肿瘤登记地区胃癌年龄别发病率

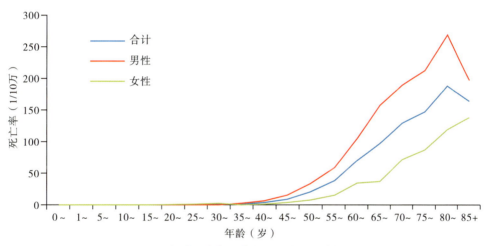

图 5-27　2019 年陕西省农村肿瘤登记地区胃癌年龄别发病率

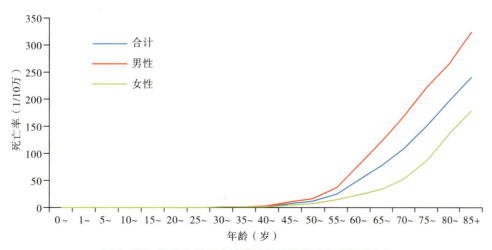

图 5-28　2019 年陕西省肿瘤登记地区胃癌年龄别死亡率

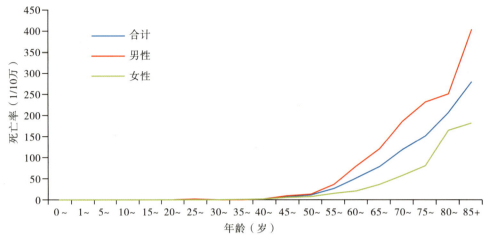

图 5-29 2019 年陕西省城市肿瘤登记地区胃癌年龄别死亡率

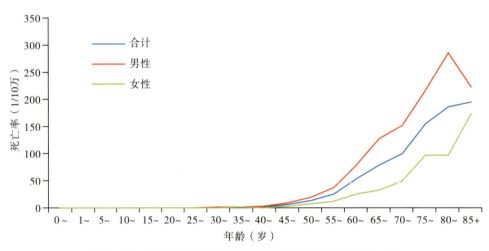

图 5-30 2019 年陕西省农村肿瘤登记地区胃癌年龄别死亡率

在 20 个城市肿瘤登记地区中，男性胃癌标化发病率最高的是宝塔区（63.97/10万），其次为商州区和华州区；女性胃癌标化发病率最高的是宝塔区（31.35/10万），其次为商州区和长安区。男性胃癌标化死亡率最高的是宝塔区（60.86/10万），其次为商州区和华州区；女性胃癌标化死亡率最高的是宝塔区（28.94/10万），其次为商州区和渭滨区。（图 5-31）

第五章 2019年陕西省肿瘤登记地区各部位恶性肿瘤的发病与死亡情况

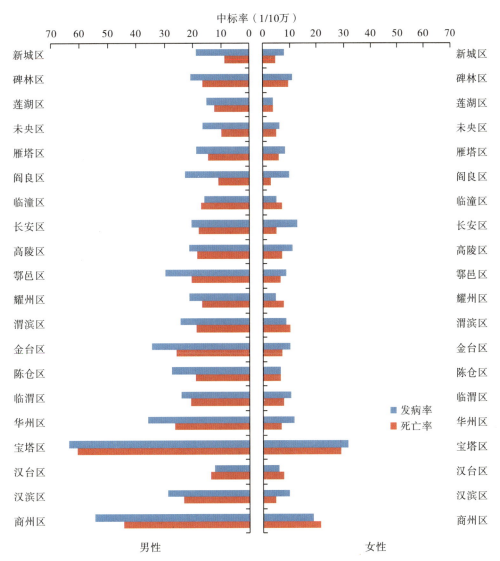

图5-31 2019年陕西省城市肿瘤登记地区胃癌发病率和死亡率

在28个农村肿瘤登记地区中,男性胃癌标化发病率最高的是志丹县(54.06/10万),其次为富县和蓝田县;女性胃癌标化发病率最高的是志丹县(26.54/10万),其次为黄龙县和富县。男性胃癌标化死亡率最高的是志丹县(68.80/10万),其次为蓝田县和丹凤县;女性胃癌标化死亡率最高的是志丹县(42.56/10万),其次为蓝田县和富县。(图5-32)

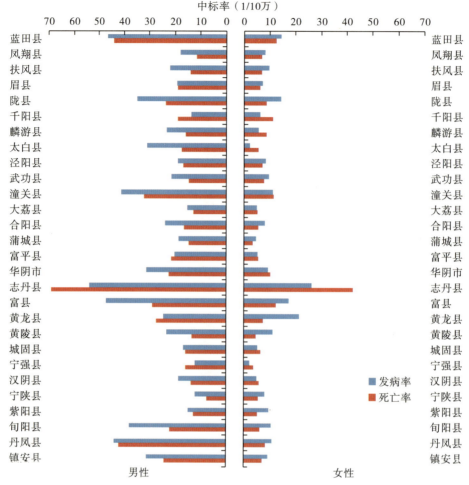

图5-32 2019年陕西省农村肿瘤登记地区胃癌发病率和死亡率

五、结直肠、肛门

2019年陕西省肿瘤登记地区结直肠癌的发病率是16.35/10万,中标率为10.53/10万,世标率为10.42/10万,其发病人数占全部恶性肿瘤发病人数的7.80%。其中男性结直肠癌的发病率为16.99/10万,女性结直肠癌的发病率为15.67/10万,男性结直肠癌发病的中标率是女性的1.20倍,城市地区结直肠癌发病的中标率是农村地区的1.38倍。同期结直肠癌的死亡率是9.34/10万,中标率为5.85/10万,世标率为5.87/10万。其中男性结直肠癌的死亡率为9.97/10万,女性结直肠癌的死亡率为8.68/10万,男性结直肠癌死亡的中标率是女性的1.30倍。结直肠癌发病和死亡的累积率(0~74岁)分别为1.17%和0.61%。(表5-5)

结直肠癌年龄别发病率和死亡率在"40~岁"组之前处于较低水平,"40~岁"组之后快速上升,到"80~岁"组或"85+岁"组达到峰值,男性结直肠癌年龄别发病率和死亡率高于女性。城乡不同地区年龄别发病率和死亡率虽存一定差异,但总体趋势类同。(图5-33~图5-38)

表 5-5 2019 年陕西省肿瘤登记地区结直肠癌的发病与死亡情况

地区	性别	病例数	粗率 （1/10万）	构成 （%）	中标率 （1/10万）	世标率 （1/10万）	累积率(0~74岁) （%）
发病							
全省	合计	3289	16.35	7.80	10.53	10.42	1.17
	男性	1755	16.99	7.33	11.50	11.39	1.27
	女性	1534	15.67	8.43	9.59	9.49	1.07
城市	合计	2091	18.79	8.42	12.03	11.97	1.31
	男性	1122	19.69	7.98	13.29	13.29	1.44
	女性	969	17.84	9.00	10.83	10.73	1.19
农村	合计	1198	13.33	6.91	8.70	8.53	1.01
	男性	633	13.66	6.39	9.34	9.10	1.07
	女性	565	12.97	7.60	8.07	7.97	0.94
死亡							
全省	合计	1879	9.34	6.42	5.85	5.87	0.61
	男性	1030	9.97	5.60	6.64	6.70	0.68
	女性	849	8.68	7.80	5.10	5.11	0.55
城市	合计	1183	10.63	7.06	6.59	6.73	0.67
	男性	657	11.53	6.26	7.66	7.86	0.78
	女性	526	9.68	8.40	5.60	5.70	0.56
农村	合计	696	7.74	5.56	4.95	4.83	0.55
	男性	373	8.05	4.72	5.45	5.32	0.56
	女性	323	7.42	6.99	4.47	4.36	0.53

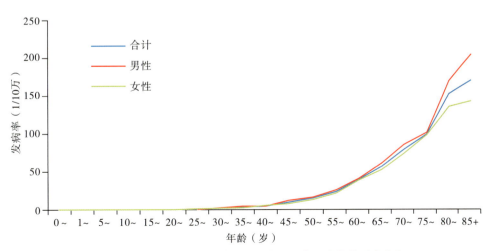

图 5-33 2019 年陕西省肿瘤登记地区结直肠癌年龄别发病率

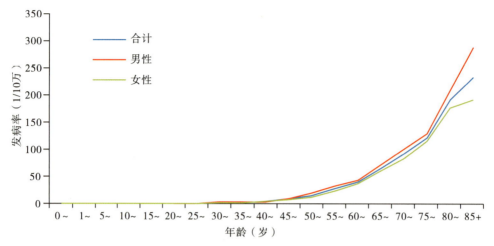

图 5-34　2019 年陕西省城市肿瘤登记地区结直肠癌年龄别发病率

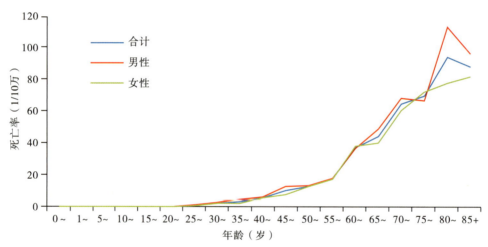

图 5-35　2019 年陕西省农村肿瘤登记地区结直肠癌年龄别发病率

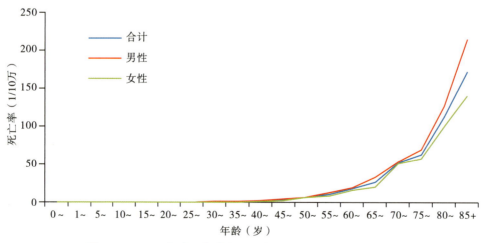

图 5-36　2019 年陕西省肿瘤登记地区结直肠癌年龄别死亡率

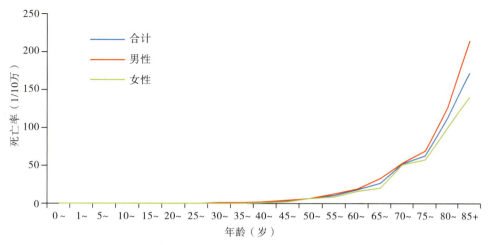

图 5-37　2019 年陕西省城市肿瘤登记地区结直肠癌年龄别死亡率

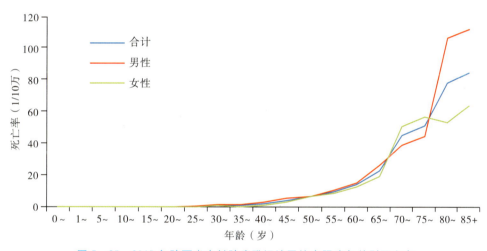

图 5-38　2019 年陕西省农村肿瘤登记地区结直肠癌年龄别死亡率

在 20 个城市肿瘤登记地区中，男性结直肠癌标化发病率最高的是渭滨区(25.69/10万)，其次为阎良区和雁塔区；女性结直肠癌标化发病率最高的是宝塔区(18.00/10万)，其次为阎良区和金台区。男性结直肠癌标化死亡率最高的是渭滨区(23.34/10万)，其次为宝塔区和莲湖区；女性结直肠癌标化死亡率最高的是宝塔区(12.51/10万)，其次为渭滨区和金台区。(图 5-39)

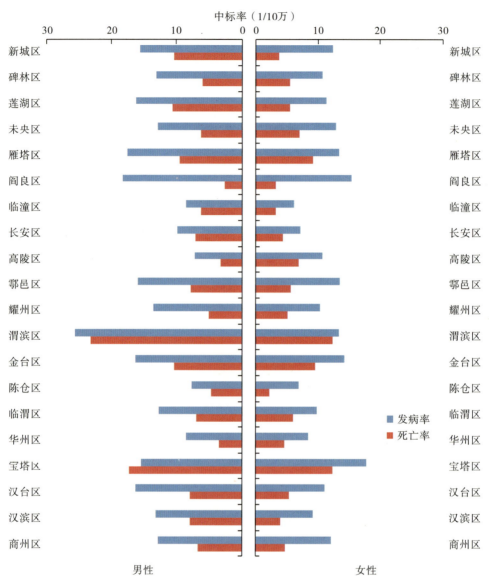

图5-39 2019年陕西省城市肿瘤登记地区结直肠癌发病率和死亡率

在28个农村肿瘤登记地区中,男性结直肠癌标化发病率最高的是蓝田县(18.15/10万),其次为宁强县和麟游县;女性结直肠癌标化发病率最高的是志丹县(17.76/10万),其次为麟游县和泾阳县。男性结直肠癌标化死亡率最高的是宁陕县(12.82/10万),其次为宁强县和紫阳县;女性结直肠癌标化死亡率最高的是麟游县(9.76/10万),其次为志丹县和紫阳县。(图5-40)

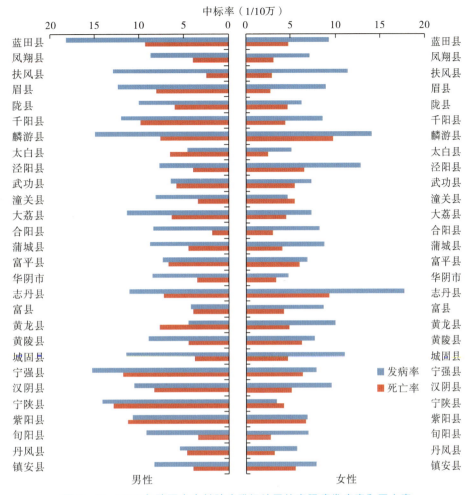

图 5-40 2019 年陕西省农村肿瘤登记地区结直肠癌发病率和死亡率

六、肝脏

2019 年陕西省肿瘤登记地区肝癌的发病率是 21.16/10 万，中标率为 13.93/10 万，世标率为 13.74/10 万，其发病人数占全部恶性肿瘤发病人数的 10.10%。其中男性肝癌的发病率为 28.18/10 万，女性肝癌的发病率为 13.75/10 万，男性肝癌发病的中标率是女性的 2.30 倍，城市地区肝癌发病的中标率是农村地区的 0.99 倍。同期肝癌的死亡率是 18.30/10 万，中标率为 11.94/10 万，世标率为 11.82/10 万。其中男性肝癌的死亡率为 24.56/10 万，女性肝癌的死亡率为 11.70/10 万，男性肝癌死亡的中标率是女性的 2.41 倍。肝癌发病和死亡的累积率(0~74 岁)分别为 1.54% 和 1.31%。（表 5-6）

肝癌年龄别发病率和死亡率在"35~岁"组之前处于较低水平，"35~岁"组之后缓慢上升，男性肝癌年龄别发病率和死亡率高于女性。城市地区男性、女性肝癌年龄别发病率及死亡率均在"85+岁"组达到峰值。而农村地区男性、女性肝癌年龄别发病率在"80~岁"组达到峰值，而年龄别死亡率则在"85+岁"组达到峰值。（图 5-41~图 5-46）

表 5-6 2019 年陕西省肿瘤登记地区肝癌发病与死亡情况

地区	性别	病例数	粗率 (1/10万)	构成 (%)	中标率 (1/10万)	世标率 (1/10万)	累积率(0~74岁) (%)
发病							
全省	合计	4258	21.16	10.10	13.93	13.74	1.54
	男性	2912	28.18	12.16	19.37	19.04	2.12
	女性	1346	13.75	7.39	8.44	8.40	0.95
城市	合计	2336	20.99	9.41	13.85	13.72	1.52
	男性	1595	27.99	11.35	19.35	19.13	2.08
	女性	741	13.64	6.88	8.37	8.35	0.96
农村	合计	1922	21.38	11.08	14.04	13.77	1.56
	男性	1317	28.43	13.30	19.40	18.94	2.17
	女性	605	13.89	8.14	8.53	8.49	0.94
死亡							
全省	合计	3682	18.30	12.57	11.94	11.82	1.31
	男性	2537	24.56	13.79	16.85	16.62	1.83
	女性	1145	11.70	10.52	6.98	7.00	0.77
城市	合计	1986	17.84	11.86	11.63	11.56	1.26
	男性	1338	23.48	12.76	16.19	16.05	1.75
	女性	648	11.93	10.34	7.06	7.07	0.77
农村	合计	1696	18.87	13.54	12.30	12.13	1.36
	男性	1199	25.88	15.17	17.64	17.28	1.92
	女性	497	11.41	10.75	6.87	6.91	0.78

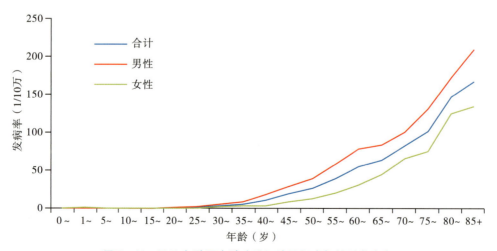

图 5-41 2019 年陕西省肿瘤登记地区肝癌年龄别发病率

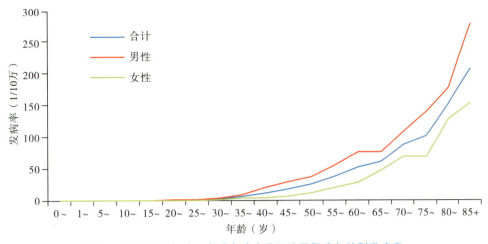

图 5-42　2019 年陕西省城市肿瘤登记地区肝癌年龄别发病率

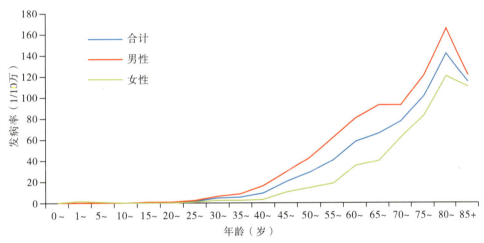

图 5-43　2019 年陕西省农村肿瘤登记地区肝癌年龄别发病率

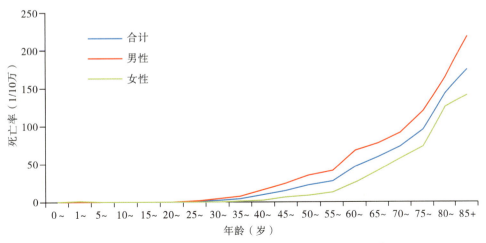

图 5-44　2019 年陕西省肿瘤登记地区肝癌年龄别死亡率

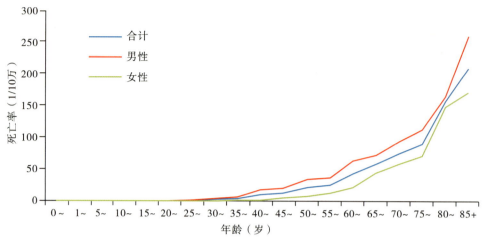

图 5-45 2019 年陕西省城市肿瘤登记地区肝癌年龄别死亡率

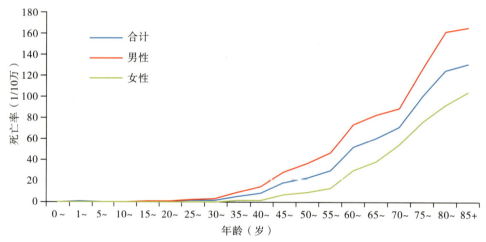

图 5-46 2019 年陕西省农村肿瘤登记地区肝癌年龄别死亡率

在 20 个城市肿瘤登记地区中,男性肝癌标化发病率最高的是宝塔区(31.91/10万),其次为汉滨区和鄠邑区;女性肝癌标化发病率最高的是金台区(20.52/10万),其次为长安区和宝塔区。男性肝癌标化死亡率最高的是宝塔区(30.97/10万),其次为渭滨区和商州区;女性肝癌标化死亡率最高的是宝塔区(20.31/10万),其次为渭滨区和金台区。(图 5-47)

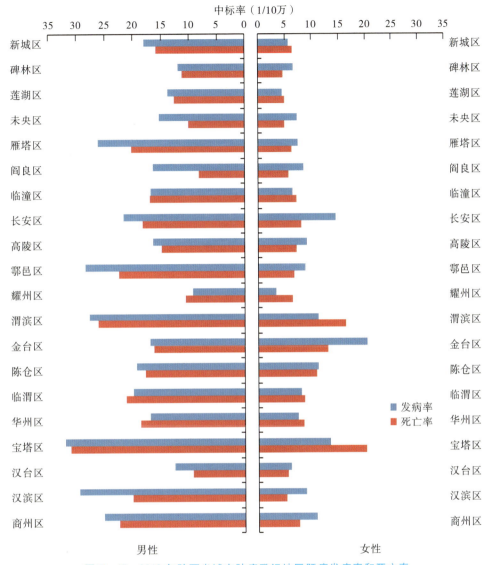

图 5-47　2019 年陕西省城市肿瘤登记地区肝癌发病率和死亡率

在 28 个农村肿瘤登记地区中,男性肝癌标化发病率最高的是黄龙县(37.87/10 万),其次为蓝田县和陇县;女性肝癌标化发病率最高的是富县(20.38/10 万),其次为陇县和志丹县。男性肝癌标化死亡率最高的是蓝田县(33.94/10 万),其次为陇县和麟游县;女性肝癌标化死亡率最高的是麟游县(16.09/10 万),其次为太白县和丹凤县。(图 5-48)

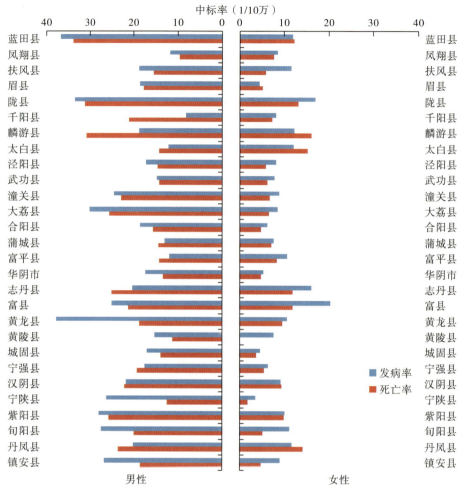

图 5-48　2019 年陕西省农村肿瘤登记地区肝癌发病率和死亡率

七、胆囊及其他

2019 年陕西省肿瘤登记地区胆囊及其他恶性肿瘤的发病率是 6.49/10 万，中标率为 4.08/10 万，世标率为 4.05/10 万，其发病人数占全部恶性肿瘤发病人数的 3.10%。其中男性胆囊及其他恶性肿瘤的发病率为 4.78/10 万，女性胆囊及其他恶性肿瘤的发病率为 8.30/10 万，男性胆囊及其他恶性肿瘤发病的中标率是女性的 0.64 倍，城市地区胆囊及其他恶性肿瘤发病的中标率是农村地区的 0.93 倍。同期胆囊及其他恶性肿瘤的死亡率是 4.94/10 万，中标率为 3.07/10 万，世标率为 3.04/10 万。其中男性胆囊及其他恶性肿瘤的死亡率为 3.77/10 万，女性胆囊及其他恶性肿瘤的死亡率为 6.17/10 万，男性胆囊及其他恶性肿瘤死亡的中标率是女性的 0.70 倍。胆囊及其他恶性肿瘤发病和死亡的累积率(0~74 岁)分别为 0.45% 和 0.32%。（表 5-7）

胆囊及其他恶性肿瘤年龄别发病率和死亡率在"45~岁"组之前处于较低水平，"45~岁"组之后快速上升，到"80~岁"组或"85+岁"组达到峰值；女性胆囊及其他恶性肿瘤年龄别发病率和死亡率高于男性。城乡不同地区胆囊及其他恶性肿瘤年龄别发

病率和死亡率虽存在一定差异，但总体趋势类同。（图5-49～图5-54）

表5-7 2019年陕西省肿瘤登记地区胆囊及其他恶性肿瘤发病与死亡情况

地区	性别	病例数	粗率 (1/10万)	构成 (%)	中标率 (1/10万)	世标率 (1/10万)	累积率(0～74岁) (%)
发病							
全省	合计	1306	6.49	3.10	4.08	4.05	0.45
	男性	494	4.78	2.06	3.18	3.18	0.36
	女性	812	8.30	4.46	4.95	4.89	0.54
城市	合计	295	5.18	2.10	3.50	3.53	0.38
	男性	471	8.67	4.37	5.10	5.07	0.51
	女性	766	6.88	3.09	4.31	4.31	0.45
农村	合计	540	6.01	3.11	3.78	3.72	0.45
	男性	199	4.30	2.01	2.78	2.74	0.33
	女性	341	7.83	4.59	4.75	4.67	0.56
死亡							
全省	合计	994	4.94	3.39	3.07	3.04	0.32
	男性	390	3.77	2.12	2.51	2.47	0.27
	女性	604	6.17	5.55	3.60	3.56	0.37
城市	合计	569	5.11	3.40	3.17	3.17	0.31
	男性	219	3.84	2.09	2.57	2.57	0.26
	女性	350	6.44	5.59	3.73	3.72	0.36
农村	合计	425	4.73	3.39	2.95	2.88	0.33
	男性	171	3.69	2.16	2.42	2.35	0.29
	女性	254	5.83	5.49	3.44	3.37	0.38

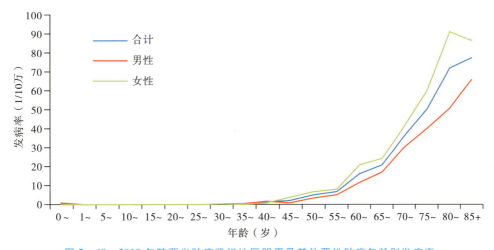

图5-49 2019年陕西省肿瘤登记地区胆囊及其他恶性肿瘤年龄别发病率

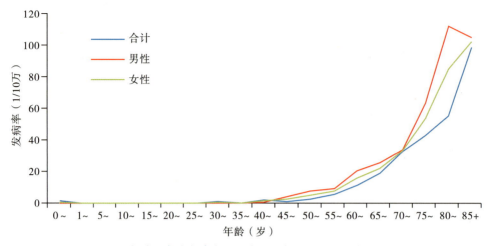

图 5-50　2019 年陕西省城市肿瘤登记地区胆囊及其他恶性肿瘤年龄别发病率

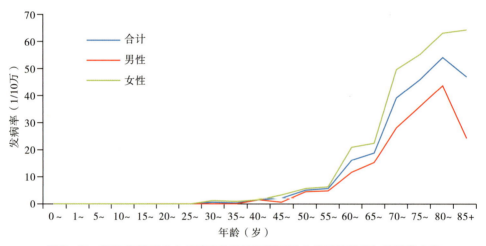

图 5-51　2019 年陕西省农村肿瘤登记地区胆囊及其他恶性肿瘤年龄别发病率

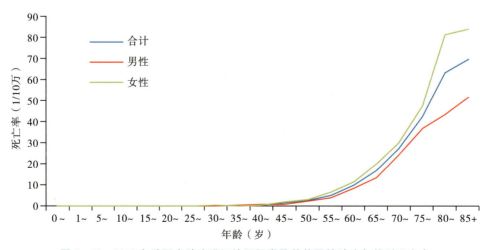

图 5-52　2019 年陕西省肿瘤登记地区胆囊及其他恶性肿瘤年龄别死亡率

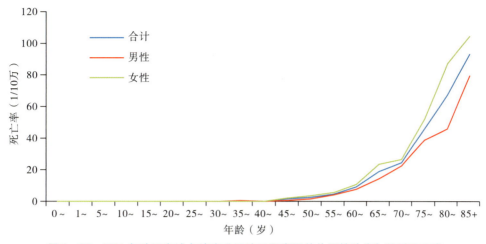

图 5-53　2019 年陕西省城市肿瘤登记地区胆囊及其他恶性肿瘤年龄别死亡率

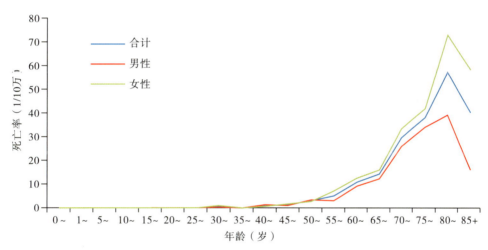

图 5-54　2019 年陕西省农村肿瘤登记地区胆囊及其他恶性肿瘤年龄别死亡率

在 20 个城市肿瘤登记地区中,男性胆囊及其他恶性肿瘤标化发病率最高的是阎良区(11.91/10 万),其次为长安区和宝塔区;女性胆囊及其他恶性肿瘤标化发病率最高的是阎良区(14.53/10 万),其次为金台区和临潼区。男性胆囊及其他恶性肿瘤标化死亡率最高的是阎良区(7.33/10 万),其次为渭滨区和宝塔区;女性胆囊及其他恶性肿瘤标化死亡率最高的是金台区(10.26/10 万),其次为阎良区和临潼区。(图 5-55)

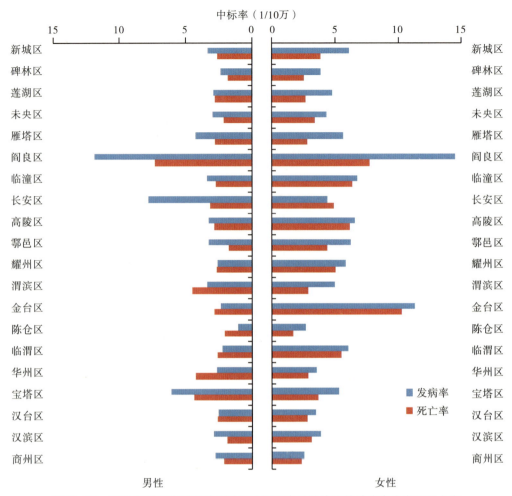

图 5-55 2019 年陕西省城市肿瘤登记地区胆囊及其他恶性肿瘤发病率和死亡率

在 28 个农村肿瘤登记地区中,男性胆囊及其他恶性肿瘤标化发病率最高的是蓝田县(8.59/10 万),其次为华阴市和陇县;女性胆囊及其他恶性肿瘤标化发病率最高的是志丹县(17.59/10 万),其次为富平县和扶风县。男性胆囊及其他恶性肿瘤标化死亡率最高的是蓝田县(7.75/10 万),其次为千阳县和陇县;女性胆囊及其他恶性肿瘤标化死亡率最高的是富平县(9.19/10 万),其次为泾阳县和蓝田县。(图 5-56)

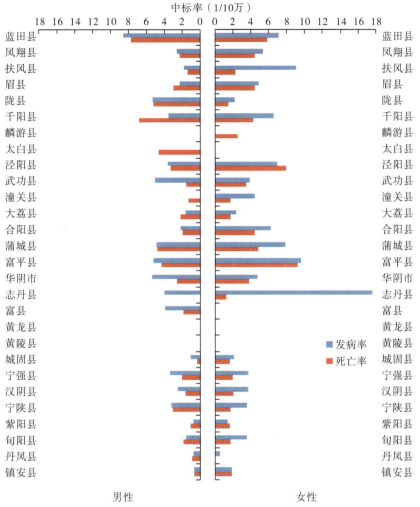

图 5-56 2019 年陕西省农村肿瘤登记地区胆囊及其他恶性肿瘤发病率和死亡率

八、胰腺

2019 年陕西省肿瘤登记地区胰腺癌的发病率是 6.49/10 万，中标率为 4.11/10 万，世标率为 4.13/10 万，其发病人数占全部恶性肿瘤发病人数的 3.10%。其中男性胰腺癌的发病率为 7.16/10 万，女性胰腺癌的发病率为 5.77/10 万，男性胰腺癌发病的中标率是女性的 1.36 倍，城市地区胰腺癌发病的中标率是农村地区的 1.36 倍。同期胰腺癌的死亡率是 5.51/10 万，中标率为 3.45/10 万，世标率为 3.50/10 万。其中男性胰腺癌的死亡率为 5.99/10 万，女性胰腺癌的死亡率为 5.00/10 万，男性胰腺癌死亡的中标率是女性的 1.32 倍。胰腺癌发病和死亡的累积率（0～74 岁）分别为 0.48% 和 0.40%。（表 5-8）

胰腺癌年龄别发病率和死亡率在"40～岁"组之前处于较低水平，"40～岁"组之后快速上升，到"85+岁"组达到峰值；男性胰腺癌年龄别发病率和死亡率略高于女性。城市地区胰腺癌年龄别发病率和死亡率在"85+岁"组达到峰值，农村地区胰腺癌年龄

别发病率和死亡率在"80～岁"组达到峰值。（图5-57～图5-62）

表5-8 2019年陕西省肿瘤登记地区胰腺癌发病与死亡情况

地区	性别	病例数	粗率 （1/10万）	构成 （%）	中标率 （1/10万）	世标率 （1/10万）	累积率(0～74岁) （%）
发病							
全省	合计	1305	6.49	3.10	4.11	4.13	0.48
	男性	740	7.16	3.09	4.75	4.80	0.57
	女性	565	5.77	3.10	3.49	3.47	0.39
城市	合计	811	7.29	3.27	4.67	4.70	0.53
	男性	462	8.11	3.29	5.48	5.54	0.64
	女性	349	6.43	3.24	3.90	3.90	0.42
农村	合计	494	5.50	2.85	3.43	3.42	0.42
	男性	278	6.00	2.81	3.89	3.90	0.49
	女性	216	4.96	2.90	2.96	2.94	0.36
死亡							
全省	合计	1108	5.51	3.78	3.45	3.50	0.40
	男性	619	5.99	3.37	3.94	4.04	0.46
	女性	489	5.00	4.49	2.98	2.99	0.34
城市	合计	629	5.65	3.75	3.57	3.63	0.40
	男性	359	6.30	3.42	4.19	4.34	0.48
	女性	270	4.97	4.31	2.97	2.96	0.32
农村	合计	479	5.33	3.82	3.30	3.33	0.41
	男性	260	5.61	3.29	3.62	3.66	0.45
	女性	219	5.03	4.74	2.98	3.00	0.37

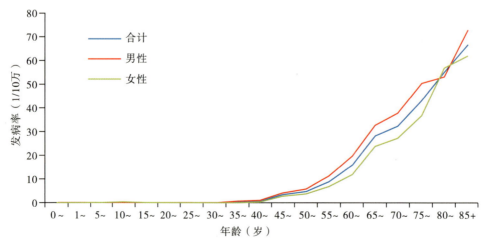

图5-57 2019年陕西省肿瘤登记地区胰腺癌年龄别发病率

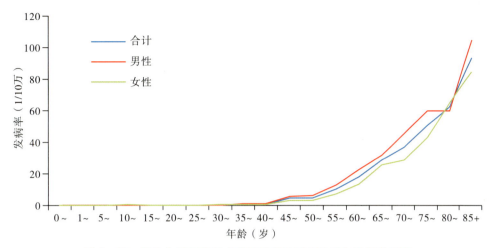

图 5-58 2019年陕西省城市肿瘤登记地区胰腺癌年龄别发病率

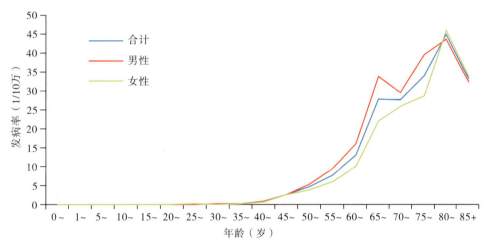

图 5-59 2019年陕西省农村肿瘤登记地区胰腺癌年龄别发病率

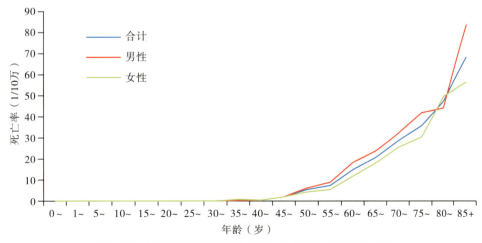

图 5-60 2019年陕西省肿瘤登记地区胰腺癌年龄别死亡率

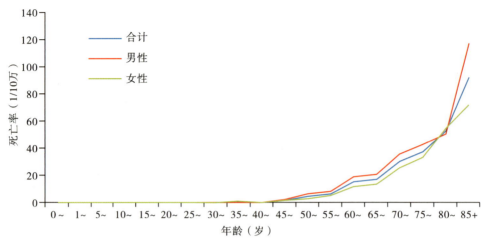

图 5-61　2019 年陕西省城市肿瘤登记地区胰腺癌年龄别死亡率

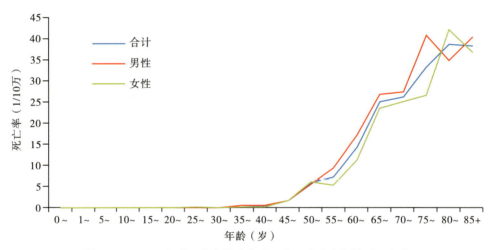

图 5-62　2019 年陕西省农村肿瘤登记地区胰腺癌年龄别死亡率

在 20 个城市肿瘤登记地区中,男性胰腺癌标化发病率最高的是阎良区(11.97/10万),其次为雁塔区和耀州区;女性胰腺癌标化发病率最高的是耀州区(8.50/10万),其次为阎良区和宝塔区。男性胰腺癌标化死亡率最高的是耀州区(7.52/10万),其次为金台区和临渭区;女性胰腺癌标化死亡率最高的是渭滨区(7.35/10万),其次为阎良区和宝塔区。(图 5-63)

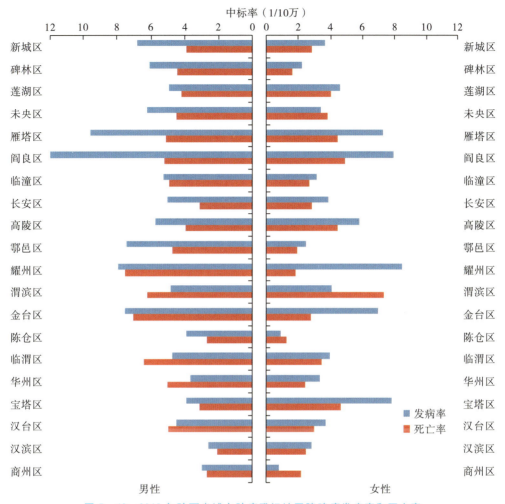

图 5-63 2019年陕西省城市肿瘤登记地区胰腺癌发病率和死亡率

在28个农村肿瘤登记地区中，男性胰腺癌标化发病率最高的是千阳县（10.20/10万），其次为蓝田县和富县；女性胰腺癌标化发病率最高的是千阳县（9.46/10万），其次为扶风县和麟游县。男性胰腺癌标化死亡率最高的是千阳县（16.53/10万），其次为蓝田县和陇县；女性胰腺癌标化死亡率最高的是千阳县（15.72/10万），其次为陇县和泾阳县。（图5-64）

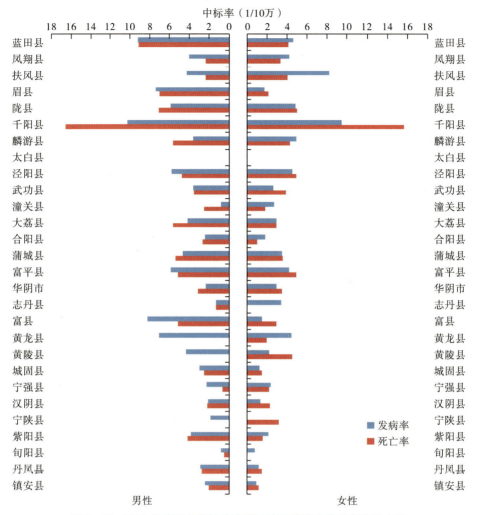

图 5-64 2019 年陕西省农村肿瘤登记地区胰腺癌发病率和死亡率

九、喉

2019 年陕西省肿瘤登记地区喉癌的发病率是 1.02/10 万，中标率为 0.65/10 万，世标率为 0.66/10 万，其发病人数占全部恶性肿瘤发病人数的 0.49%。其中男性喉癌的发病率为 1.76/10 万，女性喉癌的发病率为 0.25/10 万，男性喉癌发病的中标率是女性的 7.80 倍，城市地区喉癌发病的中标率是农村地区的 1.29 倍。同期喉癌的死亡率是 0.75/10 万，中标率为 0.47/10 万，世标率为 0.47/10 万。其中男性喉癌的死亡率为 1.34/10 万，女性喉癌的死亡率为 0.12/10 万，男性喉癌死亡的中标率是女性的 12.86 倍。喉癌发病和死亡的累积率（0~74 岁）分别为 0.08% 和 0.05%。（表 5-8）

喉癌年龄别发病率在"45~岁"组之前处于较低水平，"45~岁"组之后快速上升，到"80~岁"组达到峰值；男性喉癌年龄别发病率高于女性。喉癌年龄别死亡率在"55~岁"组之前处于较低水平，"55~岁"组之后快速上升，到"85+岁"组达到峰值；城市地区年龄别发病率和死亡率分别在"80~岁"组和"85+岁"组达到峰值，农村地区年龄

别发病率和死亡率分别在"75～岁"组和"80～岁"组达到峰值。(图5-65～图5-70)

表5-9 2019年陕西省肿瘤登记地区喉癌发病与死亡情况

地区	性别	病例数	粗率 (1/10万)	构成 (%)	中标率 (1/10万)	世标率 (1/10万)	累积率(0~74岁) (%)
发病							
全省	合计	206	1.02	0.49	0.65	0.66	0.08
	男性	182	1.76	0.76	1.17	1.18	0.14
	女性	24	0.25	0.13	0.15	0.15	0.01
城市	合计	128	1.15	0.52	0.72	0.73	0.08
	男性	116	2.04	0.83	1.36	1.38	0.16
	女性	12	0.22	0.11	0.13	0.13	0.01
农村	合计	78	0.87	0.45	0.56	0.56	0.07
	男性	66	1.42	0.67	0.94	0.93	0.12
	女性	12	0.28	0.16	0.17	0.18	0.01
死亡							
全省	合计	150	0.75	0.51	0.47	0.47	0.05
	男性	138	1.34	0.75	0.90	0.90	0.10
	女性	12	0.12	0.11	0.07	0.07	0.01
城市	合计	95	0.85	0.57	0.53	0.54	0.06
	男性	90	1.58	0.86	1.06	1.07	0.12
	女性	5	0.09	0.08	0.05	0.05	0.01
农村	合计	55	0.61	0.44	0.40	0.40	0.05
	男性	48	1.04	0.61	0.70	0.70	0.09
	女性	7	0.16	0.15	0.10	0.09	0.01

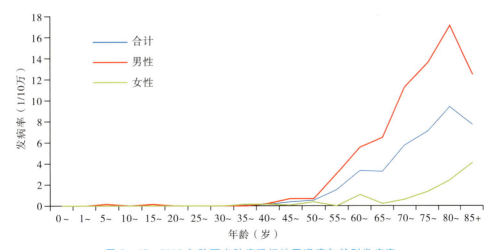

图5-65 2019年陕西省肿瘤登记地区喉癌年龄别发病率

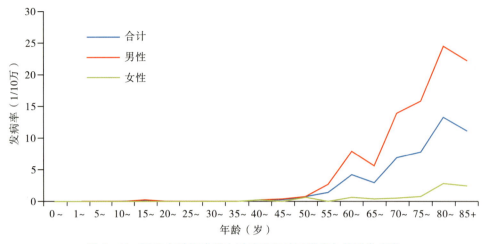

图 5-66　2019 年陕西省城市肿瘤登记地区喉癌年龄别发病率

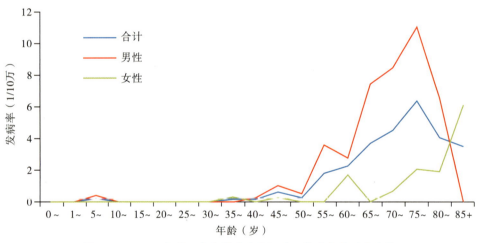

图 5-67　2019 年陕西省农村肿瘤登记地区喉癌年龄别发病率

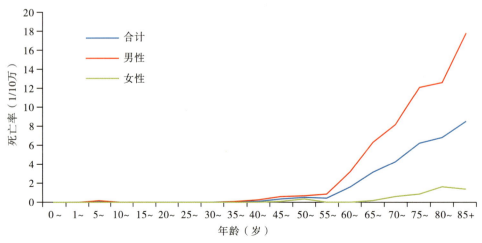

图 5-68　2019 年陕西省肿瘤登记地区喉癌年龄别死亡率

第五章 2019年陕西省肿瘤登记地区各部位恶性肿瘤的发病与死亡情况

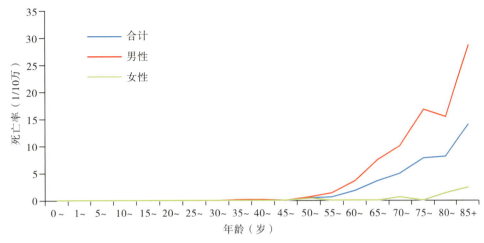

图 5-69 2019 年陕西省城市肿瘤登记地区喉癌年龄别死亡率

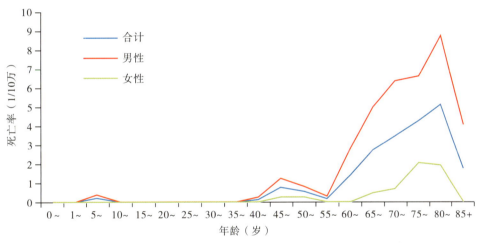

图 5-70 2019 年陕西省农村肿瘤登记地区喉癌年龄别死亡率

在 20 个城市肿瘤登记地区中,男性喉癌标化发病率最高的是商州区(2.39/10 万),其次为雁塔区和宝塔区;女性喉癌标化发病率最高的是陈仓区(0.71/10 万),其次为商州区和金台区。男性喉癌标化死亡率最高的是金台区(2.27/10 万),其次为商州区和临渭区;女性喉癌标化死亡率最高的是商州区(0.33/10 万),其次为汉台区和临潼区。(图 5-71)

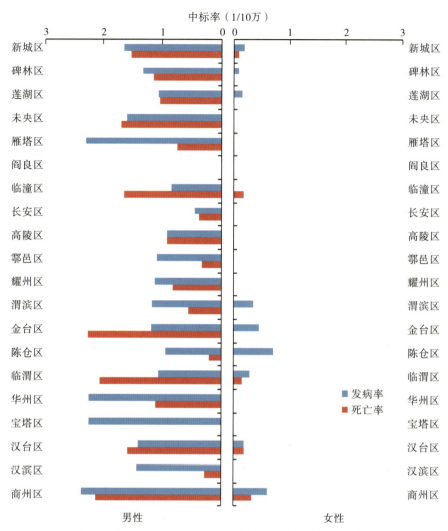

图 5-71 2019 年陕西省城市肿瘤登记地区喉癌发病率和死亡率

在 28 个农村肿瘤登记地区中，男性喉癌标化发病率最高的是华阴市(3.82/10 万)，其次为千阳县和大荔县；女性喉癌标化发病率最高的是千阳县(1.25/10 万)，其次为黄陵县和武功县。男性喉癌标化死亡率最高的是华阴市(4.00/10 万)，其次为黄陵县和潼关县；女性喉癌标化死亡率最高的是黄陵县(0.87/10 万)，其次为华阴市和蓝田县。(图 5-72)

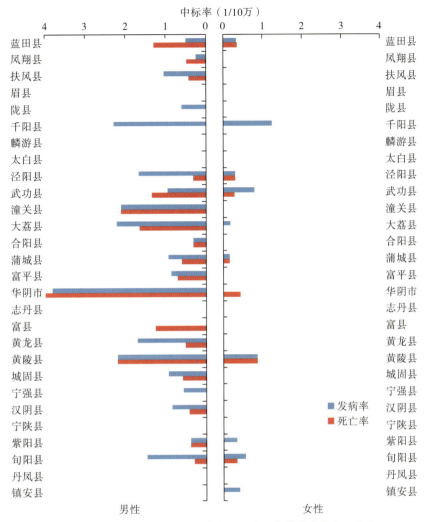

图 5-72 2019年陕西省农村肿瘤登记地区喉癌发病率和死亡率

十、气管、支气管、肺

2019年陕西省肿瘤登记地区肺癌的发病率是47.61/10万，中标率为30.08/10万，世标率为30.16/10万，其发病人数占全部恶性肿瘤发病人数的22.72%。其中男性肺癌的发病率为65.76/10万，女性肺癌的发病率为28.45/10万，男性肺癌发病的中标率是女性的2.53倍，城市地区肺癌发病的中标率是农村地区的1.19倍。同期肺癌的死亡率是38.47/10万，中标率为24.04/10万，世标率为24.20/10万。其中男性肺癌的死亡率为54.13/10万，女性肺癌的死亡率为21.93/10万，男性肺癌死亡的中标率是女性的2.76倍。肺癌发病和死亡的累积率(0~74岁)分别为3.66%和2.86%。(表5-10)

肺癌年龄别发病率和死亡率在"45~岁"组之前处于较低水平，"45~岁"组之后快速上升，到"80~岁"组或"85+岁"组达到峰值；男性肺癌年龄别发病率和死亡率高于女性。城乡不同地区年龄别发病率和死亡率虽存在一定差异，但总体趋势类同。

（图 5-73 ~ 图 5-78）

表 5-10　2019 年陕西省肿瘤登记地区肺癌发病与死亡情况

地区	性别	病例数	粗率 （1/10 万）	构成 （%）	中标率 （1/10 万）	世标率 （1/10 万）	累积率(0~74 岁) （%）
发病							
全省	合计	9578	47.61	22.72	30.08	30.16	3.66
	男性	6794	65.76	28.36	43.47	43.77	5.44
	女性	2784	28.45	15.29	17.16	17.02	1.91
城市	合计	5663	50.88	22.82	32.37	32.51	3.88
	男性	3984	69.91	28.35	46.86	47.30	5.83
	女性	1679	30.91	15.59	18.66	18.51	2.01
农村	合计	3915	43.56	22.58	27.27	27.29	3.40
	男性	2810	60.65	28.37	39.43	39.56	5.00
	女性	1105	25.37	14.86	15.29	15.18	1.79
死亡							
全省	合计	7739	38.47	26.43	24.04	24.20	2.86
	男性	5593	54.13	30.41	35.65	36.01	4.38
	女性	2146	21.93	19.71	12.93	12.90	1.39
城市	合计	4475	40.21	26.71	25.23	25.50	2.92
	男性	3258	57.17	31.07	38.13	38.74	4.59
	女性	1217	22.41	19.43	13.16	13.12	1.34
农村	合计	3264	36.32	26.05	22.55	22.59	2.80
	男性	2335	50.40	29.53	32.67	32.71	4.14
	女性	929	21.33	20.10	12.59	12.59	1.45

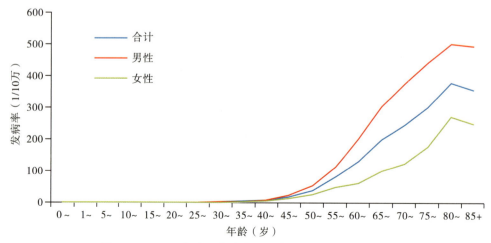

图 5-73　2019 年陕西省肿瘤登记地区肺癌年龄别发病率

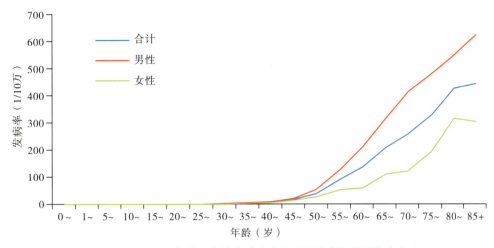

图 5-74　2019年陕西省城市肿瘤登记地区肺癌年龄别发病率

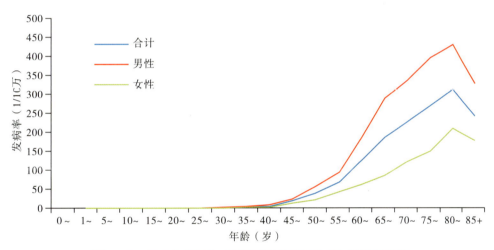

图 5-75　2019年陕西省农村肿瘤登记地区肺癌年龄别发病率

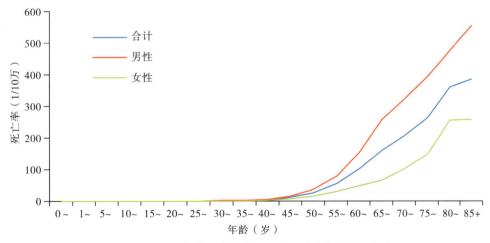

图 5-76　2019年陕西省肿瘤登记地区肺癌年龄别死亡率

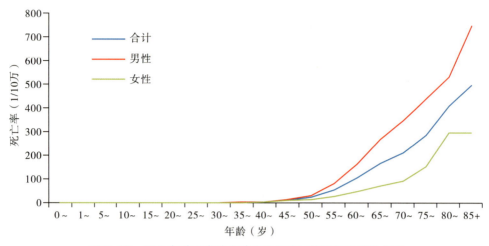

图 5-77　2019 年陕西省城市肿瘤登记地区肺癌年龄别死亡率

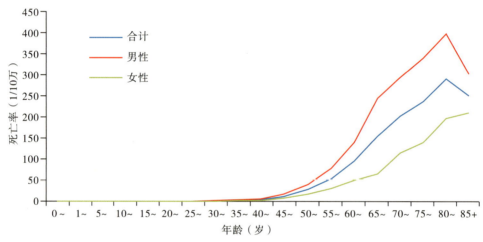

图 5-78　2019 年陕西省农村肿瘤登记地区肺癌年龄别死亡率

在 20 个城市肿瘤登记地区中,男性肺癌标化发病率最高的是金台区(82.96/10万),其次为渭滨区和阎良区;女性肺癌标化发病率最高的是金台区(37.75/10 万),其次为长安区和阎良区。男性肺癌标化死亡率最高的是渭滨区(80.67/10 万),其次为金台区和高陵区;女性肺癌标化死亡率最高的是金台区(30.13/10 万),其次为宝塔区和渭滨区。(图 5-79)

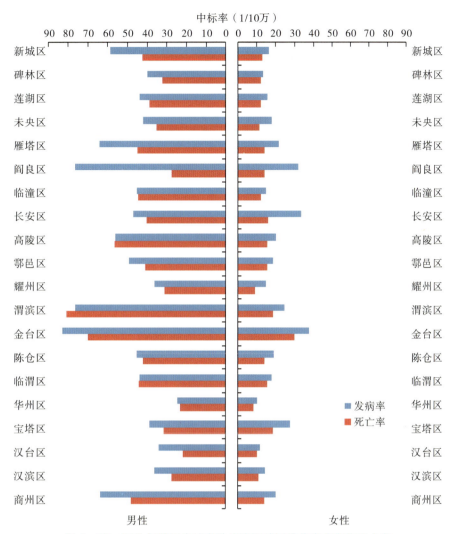

图 5-79 2019年陕西省城市肿瘤登记地区肺癌发病率和死亡率

在28个农村肿瘤登记地区中，男性肺癌标化发病率最高的是蓝田县（76.41/10万），其次为千阳县和武功县；女性肺癌标化发病率最高的是志丹县（34.70/10万），其次为麟游县和陇县。男性肺癌标化死亡率最高的是千阳县（56.40/10万），其次为蓝田县和麟游县；女性肺癌标化死亡率最高的是志丹县（36.67/10万），其次为麟游县和宁陕县。（图5-80）

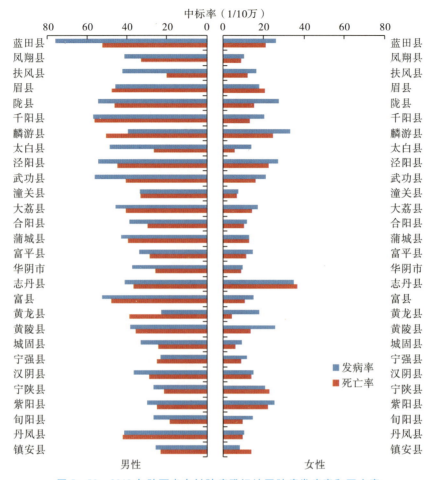

图 5-80　2019 年陕西省农村肿瘤登记地区肺癌发病率和死亡率

十一、骨和关节软骨

2019 年陕西省肿瘤登记地区骨和关节软骨恶性肿瘤的发病率是 1.88/10 万，中标率为 1.32/10 万，世标率为 1.29/10 万，其发病人数占全部恶性肿瘤发病人数的 0.90%。其中男性骨和关节软骨恶性肿瘤的发病率为 1.81/10 万，女性骨和关节软骨恶性肿瘤的发病率为 1.95/10 万，男性骨和关节软骨恶性肿瘤发病的中标率与女性相同，城市地区骨和关节软骨恶性肿瘤发病的中标率是农村地区的 1.02 倍。同期骨和关节软骨恶性肿瘤的死亡率是 1.43/10 万，中标率为 0.96/10 万，世标率为 0.95/10 万，其中男性骨和关节软骨恶性肿瘤的死亡率为 1.62/10 万，女性骨和关节软骨恶性肿瘤死亡率为 1.24/10 万，男性骨和关节软骨恶性肿瘤死亡的中标率是女性的 1.43 倍。骨和关节软骨恶性肿瘤发病和死亡的累积率（0~74 岁）分别为 0.13% 和 0.11%。（表 5-11）

骨和关节软骨恶性肿瘤年龄别发病率在"30~岁"组之前处于较低水平，"30~岁"组之后缓慢上升，到"80~岁"组达到峰值；骨和关节软骨恶性肿瘤年龄别死亡率则在"45~岁"组之前处于较低水平，"45~岁"组之后开始升高。总体来说，男性骨和关节

软骨恶性肿瘤年龄别发病率与女性差别不大。(图 5-81 ~ 图 5-86)

表 5-11 2019 年陕西省肿瘤登记地区骨和关节软骨恶性肿瘤发病与死亡情况

地区	性别	病例数	粗率 (1/10 万)	构成 (%)	中标率 (1/10 万)	世标率 (1/10 万)	累积率(0~74 岁) (%)
发病							
全省	合计	378	1.88	0.90	1.32	1.29	0.13
	男性	187	1.81	0.78	1.32	1.28	0.13
	女性	191	1.95	1.05	1.32	1.29	0.14
城市	合计	215	1.93	0.87	1.33	1.31	0.13
	男性	100	1.75	0.71	1.23	1.24	0.12
	女性	115	2.12	1.07	1.43	1.39	0.14
农村	合计	163	1.81	0.94	1.31	1.25	0.14
	男性	87	1.88	0.88	1.43	1.33	0.14
	女性	76	1.75	1.02	1.19	1.16	0.13
死亡							
全省	合计	288	1.43	0.98	0.96	0.95	0.11
	男性	167	1.62	0.91	1.13	1.13	0.12
	女性	121	1.24	1.11	0.79	0.78	0.09
城市	合计	157	1.41	0.94	0.93	0.92	0.09
	男性	90	1.58	0.86	1.09	1.10	0.11
	女性	67	1.23	1.07	0.77	0.74	0.08
农村	合计	131	1.46	1.05	1.00	0.99	0.12
	男性	77	1.66	0.97	1.17	1.16	0.14
	女性	54	1.24	1.17	0.81	0.81	0.10

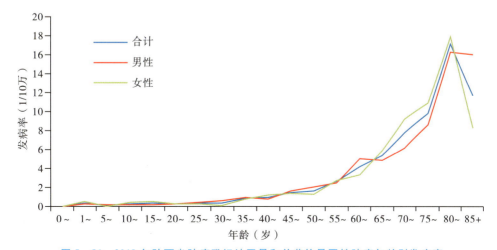

图 5-81 2019 年陕西省肿瘤登记地区骨和关节软骨恶性肿瘤年龄别发病率

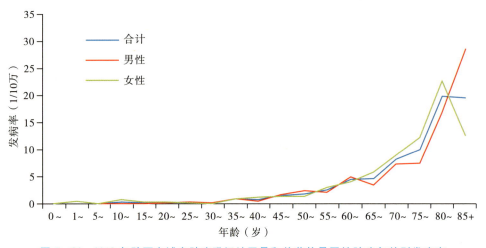

图 5-82　2019 年陕西省城市肿瘤登记地区骨和关节软骨恶性肿瘤年龄别发病率

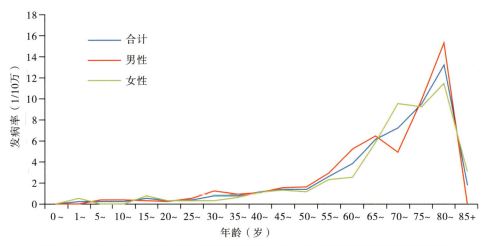

图 5-83　2019 年陕西省农村肿瘤登记地区骨和关节软骨恶性肿瘤年龄别发病率

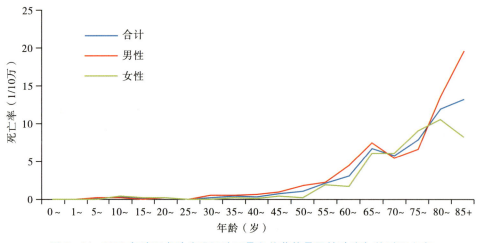

图 5-84　2019 年陕西省肿瘤登记地区骨和关节软骨恶性肿瘤年龄别死亡率

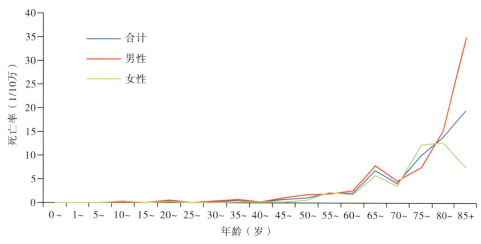

图 5-85　2019 年陕西省城市肿瘤登记地区骨和关节软骨恶性肿瘤年龄别死亡率

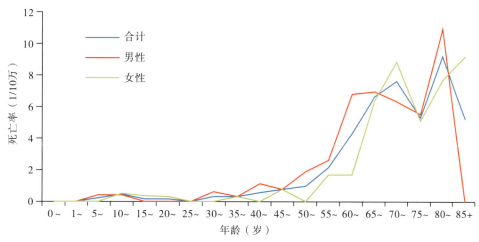

图 5-86　2019 年陕西省农村肿瘤登记地区骨和关节软骨恶性肿瘤年龄别死亡率

在 20 个城市肿瘤登记地区中，男性骨和关节软骨恶性肿瘤标化发病率最高的是商州区(2.53/10 万)，其次为莲湖区和阎良区；女性骨和关节软骨恶性肿瘤标化发病率最高的是阎良区(3.56/10 万)，其次为鄠邑区和未央区。男性骨和关节软骨恶性肿瘤标化死亡率最高的是高陵区(2.78/10 万)，其次为商州区和阎良区；女性骨和关节软骨恶性肿瘤标化死亡率最高的是渭滨区(1.93/10 万)，其次为商州区和未央区。(图 5-87)

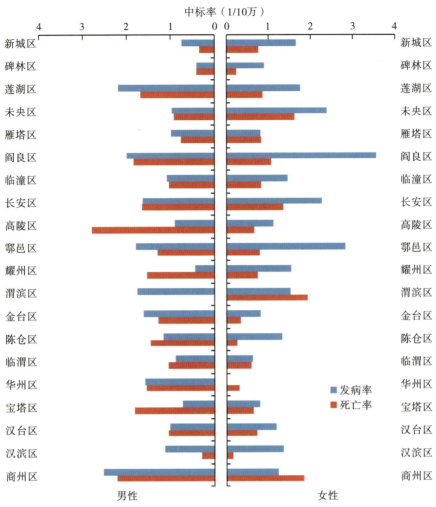

图 5-87　2019 年陕西省城市肿瘤登记地区骨和关节软骨恶性肿瘤发病率和死亡率

在 28 个农村肿瘤登记地区中,男性骨和关节软骨恶性肿瘤标化发病率最高的是武功县(3.76/10 万),其次为千阳县和潼关县;女性骨和关节软骨恶性肿瘤标化发病率最高的是宁陕县(5.13/10 万),其次为千阳县和蓝田县。男性骨和关节软骨恶性肿瘤标化死亡率最高的是千阳县(6.47/10 万),其次为武功县和宁强县;女性骨和关节软骨恶性肿瘤标化死亡率最高的是黄龙县(3.91/10 万),其次为千阳县和凤翔县。(图 5-88)

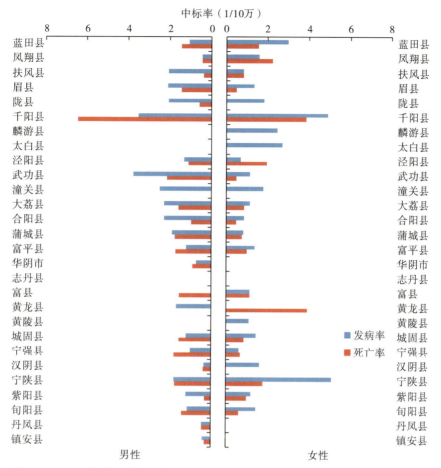

图 5-88 2019 年陕西省农村肿瘤登记地区骨和关节软骨恶性肿瘤发病率和死亡率

十二、乳房

2019 年陕西省肿瘤登记地区女性乳腺癌的发病率是 23.36/10 万，中标率为 16.45/10 万，世标率为 15.58/10 万，其发病人数占全部恶性肿瘤发病人数的 12.56%。其中城市地区女性乳腺癌的发病率为 25.78/10 万，农村地区女性乳腺癌的发病率为 20.34/10 万，城市地区女性乳腺癌发病的中标率是农村地区的 1.23 倍。同期女性乳腺癌的死亡率是 7.83/10 万，中标率为 5.08/10 万，世标率为 4.99/10 万。其中城市地区女性乳腺癌的死亡率为 8.52/10 万，农村地区女性乳腺癌的死亡率为 6.96/10 万，城市地区女性乳腺癌死亡的中标率是农村地区的 1.23 倍。女性乳腺癌发病和死亡的累积率（0～74岁）分别为 1.72% 和 0.57%。（表 5-12）

女性乳腺癌年龄别发病率在"20～岁"组之前处于较低水平，"20～岁"组之后逐渐上升，城市地区和农村地区女性乳腺癌年龄别发病率分别在"80～岁"组和"60～岁"组达到峰值，城市地区女性乳腺癌年龄别发病率高于农村地区。女性乳腺癌年龄别死亡率在"35～岁"组之前处于较低水平，"35～岁"组之后缓慢上升，到"85+岁"组达到峰值。（图 5-89～图 5-90）

表 5-12 2019 年陕西省肿瘤登记地区女性乳腺癌发病与死亡情况

指标	地区	病例数	粗率 (1/10万)	构成 (%)	中标率 (1/10万)	世标率 (1/10万)	累积率(0~74岁) (%)
发病	全省	2286	23.36	12.56	16.45	15.58	1.72
	城市	1400	25.78	13.00	17.94	17.03	1.90
	农村	886	20.34	11.92	14.61	13.79	1.52
死亡	全省	766	7.83	7.04	5.08	4.99	0.57
	城市	463	8.52	7.39	5.53	5.44	0.63
	农村	303	6.96	6.55	4.51	4.44	0.51

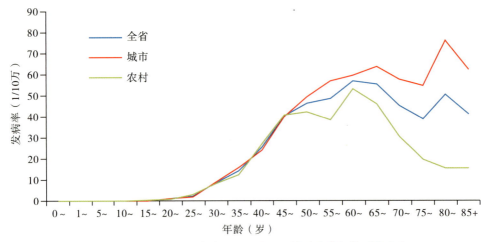

图 5-89 2019 年陕西省肿瘤登记地区女性乳腺癌年龄别发病率

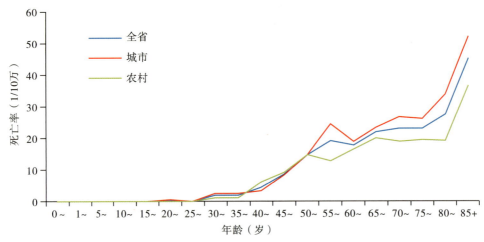

图 5-90 2019 年陕西省肿瘤登记地区女性乳腺癌年龄别死亡率

在20个城市肿瘤登记地区中，女性乳腺癌标化发病率最高的是渭滨区（29.86/10万），其次为宝塔区和雁塔区；女性乳腺癌标化死亡率最高的是渭滨区（23.39/10万），其次为雁塔区和鄠邑区。（图5-91）

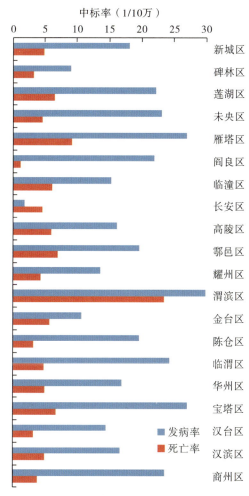

图5-91　2019年陕西省城市肿瘤登记地区女性乳腺癌发病率和死亡率

在28个农村肿瘤登记地区中，女性乳腺癌标化发病率最高的是大荔县（28.31/10万），其次为泾阳县和麟游县；女性乳腺癌标化死亡率最高的是宁陕县（15.10/10万），其次为大荔县和太白县。（图5-92）

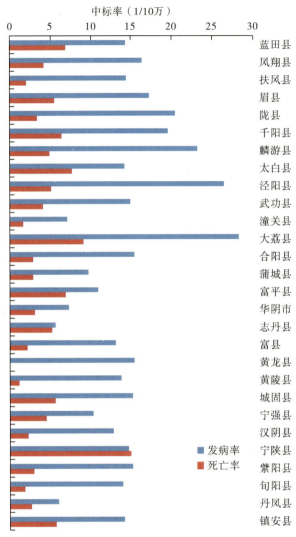

图 5-92　2019 年陕西省农村肿瘤登记地区女性乳腺癌发病率和死亡率

十三、子宫颈

2019 年陕西省肿瘤登记地区子宫颈恶性肿瘤的发病率是 16.86/10 万，中标率为 11.72/10 万，世标率为 11.13/10 万，其发病人数占全部恶性肿瘤发病人数的 9.06%。其中城市地区子宫颈恶性肿瘤的发病率为 14.99/10 万，农村地区子宫颈恶性肿瘤的发病率为 19.20/10 万，城市地区子宫颈恶性肿瘤发病的中标率是农村地区的 0.82 倍。同期子宫颈恶性肿瘤的死亡率是 6.81/10 万，中标率为 4.35/10 万，世标率为 4.21/10 万。其中城市地区子宫颈恶性肿瘤的死亡率为 5.76/10 万，农村地区子宫颈恶性肿瘤的死亡率为 8.11/10 万，城市地区子宫颈恶性肿瘤死亡的中标率是农村地区的 0.76 倍。子宫颈恶性肿瘤发病和死亡的累积率（0~74 岁）分别为 1.24% 和 0.48%。（表 5-13）

子宫颈恶性肿瘤年龄别发病率和死亡率在"30~岁"组之前处于较低水平，"30~

岁"组之后逐渐上升，城市地区子宫颈恶性肿瘤年龄别发病率和死亡率分别在"60～岁"组和"80～岁"组达到峰值，农村地区子宫颈恶性肿瘤年龄别发病率和死亡率分别在"70～岁"组和"75～岁"组达到峰值。（图5-93～图5-94）

表5-13 2019年陕西省肿瘤登记地区子宫颈恶性肿瘤发病与死亡情况

指标	地区	病例数	粗率 （1/10万）	构成 （%）	中标率 （1/10万）	世标率 （1/10万）	累积率（0～74岁） （%）
发病	全省	1650	16.86	9.06	11.72	11.13	1.24
	城市	814	14.99	7.56	10.62	9.99	1.09
	农村	836	19.20	11.24	13.01	12.47	1.43
死亡	全省	666	6.81	6.12	4.35	4.21	0.48
	城市	313	5.76	5.00	3.80	3.65	0.41
	农村	353	8.11	7.64	5.02	4.89	0.57

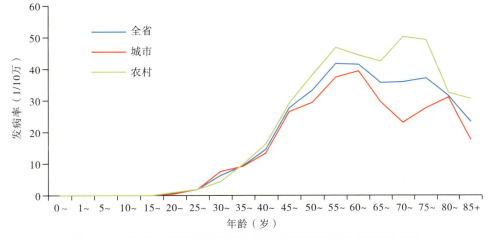

图5-93 2019年陕西省肿瘤登记地区子宫颈恶性肿瘤年龄别发病率

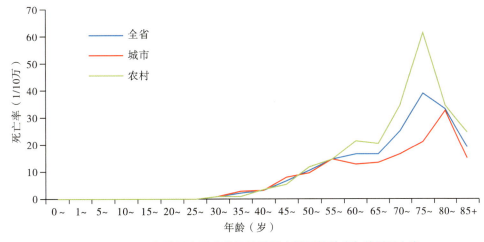

图5-94 2019年陕西省肿瘤登记地区子宫颈恶性肿瘤年龄别死亡率

在20个城市肿瘤登记地区中，女性子宫颈恶性肿瘤标化发病率最高的是宝塔区（34.29/10万），其次为阎良区和未央区；女性子宫颈恶性肿瘤标化死亡率最高的是渭滨区（8.30/10万），其次为商州区和宝塔区。（图5-95）

在28个农村肿瘤登记地区中，女性子宫颈恶性肿瘤标化发病率最高的是志丹县（56.17/10万），其次为千阳县和麟游县；女性子宫颈恶性肿瘤标化死亡率最高的是太白县（22.48/10万），其次为志丹县和千阳县。（图5-96）

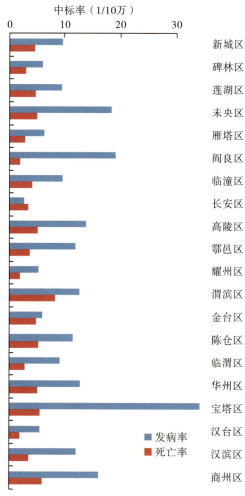

图5-95　2019年陕西省城市肿瘤登记地区子宫颈恶性肿瘤发病率和死亡率

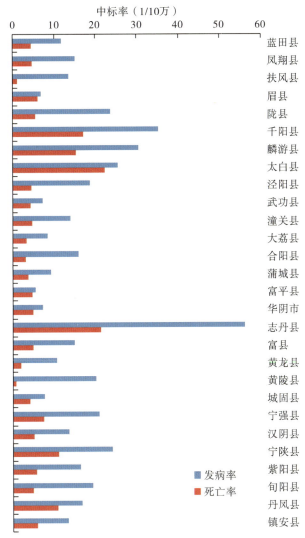

图 5-96　2019年陕西省农村肿瘤登记地区子宫颈恶性肿瘤发病率和死亡率

十四、子宫体及子宫部位不明

2019年陕西省肿瘤登记地区子宫体及子宫部位不明恶性肿瘤的发病率是7.93/10万，中标率为5.23/10万，世标率为5.14/10万，其发病人数占全部恶性肿瘤发病人数的4.26%。其中城市地区子宫体及子宫部位不明恶性肿瘤的发病率为7.09/10万，农村地区子宫体及子宫部位不明恶性肿瘤的发病率为8.98/10万，城市地区子宫体及子宫部位不明恶性肿瘤发病的中标率是农村地区的0.80倍。同期子宫体及子宫部位不明恶性肿瘤的死亡率是2.62/10万，中标率为1.62/10万，世标率为1.63/10万。其中城市地区子宫体及子宫部位不明恶性肿瘤的死亡率为2.54/10万，农村地区子宫体及子宫部位不明恶性肿瘤的死亡率为2.71/10万，城市地区子宫体及子宫部位不明恶性肿瘤死亡的中标率是农村地区的0.96倍。子宫体及子宫部位不明恶性肿瘤发病和死亡的累积率（0～74岁）分别为0.60%和0.20%。（表5-14）

2019年陕西省肿瘤登记地区子宫体及子宫部位不明恶性肿瘤年龄别发病率和死亡率在"25～岁"组之前处于较低水平,"25～岁"组之后呈波浪上升。城市地区子宫体及子宫部位不明恶性肿瘤年龄别发病率在"65～岁"组达到峰值,年龄别死亡率在"80～岁"组达到峰值;农村地区子宫体及子宫部位不明恶性肿瘤年龄别发病率和死亡率均在"80～岁"组达到峰值;城乡不同地区相比年龄别发病率和死亡率差别不大。(图5-97～图5-98)

表5-14 2019年陕西省肿瘤登记地区子宫体及子宫部位不明恶性肿瘤发病与死亡情况

指标	地区	病例数	粗率 (1/10万)	构成 (%)	中标率 (1/10万)	世标率 (1/10万)	累积率(0～74岁) (%)
发病	全省	776	7.93	4.26	5.23	5.14	0.60
	城市	385	7.09	3.58	4.71	4.63	0.54
	农村	391	8.98	5.26	5.89	5.77	0.67
死亡	全省	256	2.62	2.35	1.62	1.63	0.20
	城市	138	2.54	2.20	1.59	1.62	0.19
	农村	118	2.71	2.55	1.66	1.65	0.20

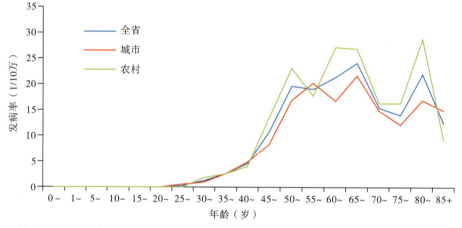

图5-97 2019年陕西省肿瘤登记地区子宫体及子宫部位不明恶性肿瘤年龄别发病率

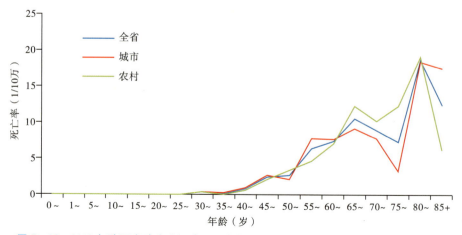

图5-98 2019年陕西省肿瘤登记地区子宫体及子宫部位不明恶性肿瘤年龄别死亡率

在20个城市肿瘤登记地区中,女性子宫体及子宫部位不明恶性肿瘤标化发病率最高的是宝塔区(14.24/10万),其次为阎良区和渭滨区;女性子宫体及子宫部位不明恶性肿瘤标化死亡率最高的是渭滨区(7.42/10万),其次为华州区和商州区(图5-99)。

在28个农村肿瘤登记地区中,女性子宫体及子宫部位不明恶性肿瘤标化发病率最高的是志丹县(21.10/10万),其次为宁强县和太白县;女性子宫体及子宫部位不明恶性肿瘤标化死亡率最高的是志丹县(7.39/10万),其次为黄龙县和潼关县。(图5-100)

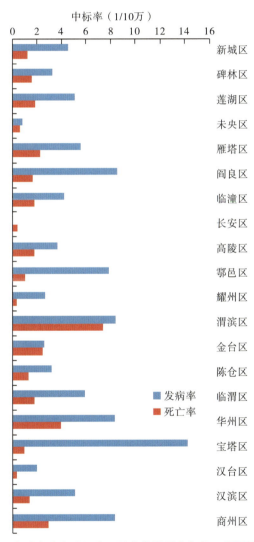

图5-99　2019年陕西省城市肿瘤登记地区子宫体及子宫部位不明恶性肿瘤发病率和死亡率

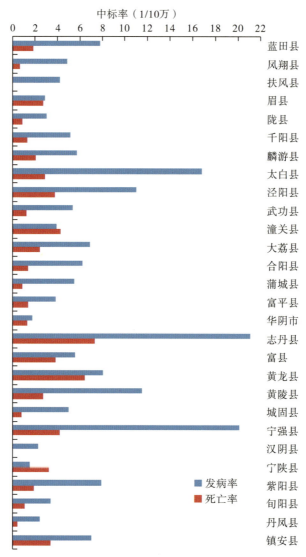

图 5－100　2019 年陕西省农村肿瘤登记地区子宫体及子宫部位不明恶性肿瘤发病率和死亡率

十五、卵巢

2019 年陕西省肿瘤登记地区卵巢癌的发病率是 5.65/10 万，中标率为 3.98/10 万，世标率为 3.77/10 万，其发病人数占全部恶性肿瘤发病人数的 3.04%。其中城市地区卵巢癌的发病率为 6.09/10 万，农村地区卵巢癌的发病率为 5.10/10 万，城市地区卵巢癌发病的中标率是农村地区的 1.20 倍。同期卵巢癌的死亡率是 3.11/10 万，中标率为 2.00/10 万，世标率为 1.96/10 万。其中城市地区卵巢癌的死亡率为 3.53/10 万，农村地区卵巢癌的死亡率为 2.57/10 万，城市地区死亡的中标率是农村地区的 1.38 倍。乳腺癌发病和死亡的累积率(0～74 岁)分别为 0.41% 和 0.24%。（表 5－15）

卵巢癌年龄别发病率在"15～岁"组之前处于较低水平，之后逐渐上升。城市地区年龄别发病率和死亡率分别在"75～岁"组和"80～岁"组达到峰值，农村地区年龄别发

病率和死亡率分别在"75～岁"组和"65～岁"组达到峰值。(图5-101～图5-102)

表 5-15 2019年陕西省肿瘤登记地区卵巢癌发病与死亡情况

指标	地区	病例数	粗率 (1/10万)	构成 (%)	中标率 (1/10万)	世标率 (1/10万)	累积率(0~74岁) (%)
发病	全省	553	5.65	3.04	3.98	3.77	0.41
	城市	331	6.09	3.07	4.29	4.08	0.45
	农村	222	5.10	2.99	3.58	3.38	0.37
死亡	全省	304	3.11	2.79	2.00	1.96	0.24
	城市	192	3.53	3.06	2.28	2.24	0.28
	农村	112	2.57	2.42	1.65	1.62	0.20

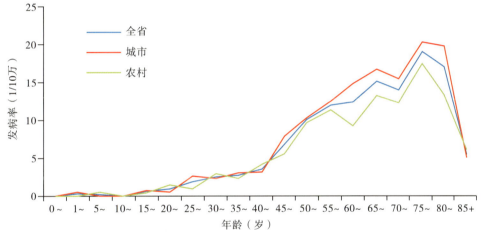

图 5-101 2019年陕西省肿瘤登记地区卵巢癌年龄别发病率

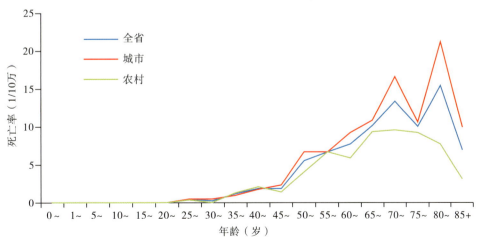

图 5-102 2019年陕西省肿瘤登记地区卵巢癌年龄别死亡率

在20个城市肿瘤登记地区中,女性卵巢癌标化发病率最高的是新城区(7.92/10万),其次为阎良区和莲湖区;女性卵巢癌标化死亡率最高的是宝塔区(5.31/10万),其次为莲湖区和新城区。(图5-103)

在28个农村肿瘤登记地区中,女性卵巢癌标化发病率最高的是太白县(22.36/10万),其次为宁陕县和陇县;女性卵巢癌标化死亡率最高的是麟游县(6.07/10万),其次为宁陕县和陇县。(图5-104)

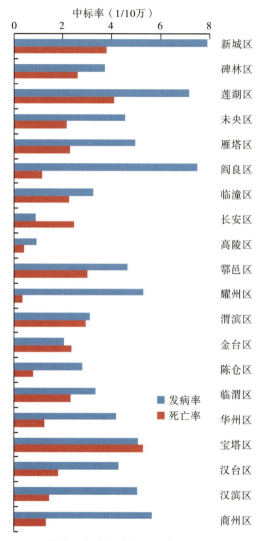

图5-103 2019年陕西省城市肿瘤登记地区卵巢癌发病率和死亡率

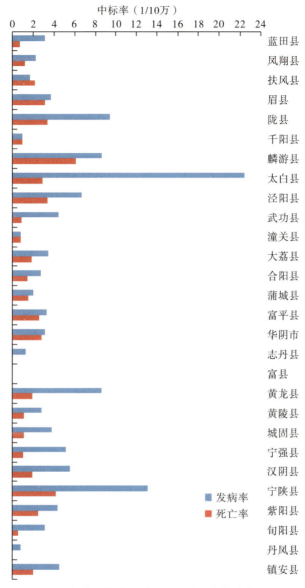

图 5-104 2019 年陕西省农村肿瘤登记地区卵巢癌发病率和死亡率

十六、前列腺

2019 年陕西省肿瘤登记地区前列腺癌的发病率是 6.39/10 万，中标率为 4.15/10 万，世标率为 4.17/10 万，其发病人数占全部恶性肿瘤发病人数的 2.76%。其中城市地区前列腺癌的发病率为 7.95/10 万，农村地区前列腺癌的发病率为 4.47/10 万，城市地区前列腺癌发病的中标率是农村地区的 1.79 倍。同期前列腺癌的死亡率是 3.50/10 万，中标率为 2.25/10 万，世标率为 2.31/10 万。其中城市地区前列腺癌的死亡率为 4.56/10 万，农村地区前列腺癌的死亡率为 2.20/10 万，城市地区前列腺癌死亡的中标率是农村地区的 2.06 倍。前列腺癌发病和死亡的累积率(0~74 岁)分别为 0.38% 和 0.16%。(表 5-16)

前列腺癌年龄别发病率在"55～岁"组之前处于较低水平，之后快速上升；死亡率在"65～岁"组之前处于较低水平，"65～岁"组之后快速上升；城市地区前列腺癌年龄别发病率和死亡率均在"85+岁"组达到峰值；农村地区前列腺癌发病率和死亡率则分别在"50～岁"组和"85+岁"组达到峰值。（图5-105～图5-106）

表5-16 2019年陕西省肿瘤登记地区前列腺癌发病与死亡情况

指标	地区	病例数	粗率 （1/10万）	构成 （%）	中标率 （1/10万）	世标率 （1/10万）	累积率(0~74岁) （%）
发病	全省	660	6.39	2.76	4.15	4.17	0.38
	城市	453	7.95	3.22	5.18	5.29	0.45
	农村	207	4.47	2.09	2.89	2.80	0.29
死亡	全省	362	3.50	1.97	2.25	2.31	0.16
	城市	260	4.56	2.48	2.92	3.03	0.20
	农村	102	2.20	1.29	1.42	1.40	0.13

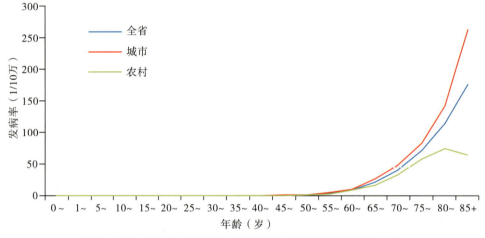

图5-105 2019年陕西省肿瘤登记地区前列腺癌年龄别发病率

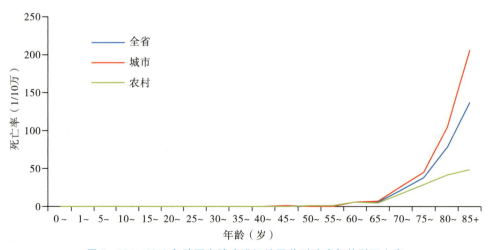

图5-106 2019年陕西省肿瘤登记地区前列腺癌年龄别死亡率

在20个城市肿瘤登记地区中,男性前列腺癌标化发病率最高的是渭滨区(13.24/10万),其次为雁塔区和阎良区;男性前列腺癌标化死亡率最高的是渭滨区(14.37/10万),其次为金台区和宝塔区。(图5-107)

在28个农村肿瘤登记地区中,男性前列腺癌标化发病率最高的是武功县(6.15/10万),其次为志丹县和扶风县;男性前列腺癌标化死亡率最高的是志丹县(3.88/10万),其次为千阳县和陇县。(图5-108)

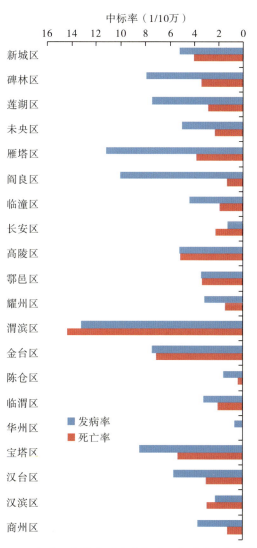

图5-107　2019年陕西省城市肿瘤登记地区前列腺癌发病率和死亡率

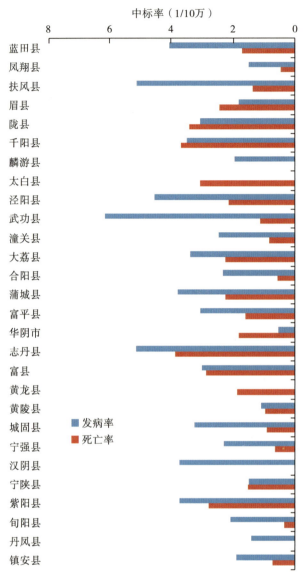

图 5-108 2019 年陕西省农村肿瘤登记地区前列腺癌发病率和死亡率

十七、肾及泌尿系统部位不明

2019 年陕西省肿瘤登记地区肾及泌尿系统部位不明恶性肿瘤的发病率是 3.31/10 万，中标率为 2.15/10 万，世标率为 2.14/10 万，其发病人数占全部恶性肿瘤发病人数的 1.58%。其中男性肾及泌尿系统部位不明恶性肿瘤的发病率为 3.91/10 万，女性肾及泌尿系统部位不明恶性肿瘤的发病率为 2.68/10 万，男性肾及泌尿系统部位不明恶性肿瘤发病的中标率是女性的 1.62 倍，城市地区肾及泌尿系统部位不明恶性肿瘤发病的中标率是农村地区的 1.99 倍。同期肾及泌尿系统部位不明恶性肿瘤的死亡率是 1.59/10 万，中标率为 0.99/10 万，世标率为 1.00/10 万。其中男性肾及泌尿系统部位不明恶性肿瘤的死亡率为 1.90/10 万，女性肾及泌尿系统部位不明恶性肿瘤的死亡率为 1.27/10 万，男性肾及泌尿系统部位不明恶性肿瘤死亡的中标率是女性的 1.69 倍。肾及泌尿系统部位不明恶性肿瘤发病和死亡的累积率（0～74 岁）分别为 0.25% 和 0.12%。（表 5-17）

肾及泌尿系统部位不明恶性肿瘤年龄别发病率在"40～岁"组之前处于较低水平，"40～岁"组之后快速上升；死亡率在"50～岁"组之前处于较低水平。男性肾及泌尿系统部位不明恶性肿瘤年龄别发病率和死亡率分别在"80～岁"组和"85+岁"组达到峰值，女性肾及泌尿系统部位不明恶性肿瘤年龄别发病率和死亡率均在"80～岁"组达到峰值；男性肾及泌尿系统部位不明恶性肿瘤年龄别发病率和死亡率高于女性。城乡不同地区年龄别发病率和死亡率虽存在一定差异，但大体趋势类同。（图 5-109～图 5-114）

表 5-17 2019 年陕西省肿瘤登记地区肾及泌尿系统部位不明恶性肿瘤发病与死亡情况

地区	性别	病例数	粗率 (1/10 万)	构成 (%)	中标率 (1/10 万)	世标率 (1/10 万)	累积率(0～74 岁) (%)
发病							
全省	合计	666	3.31	1.58	2.15	2.14	0.25
	男性	404	3.91	1.69	2.66	2.64	0.31
	女性	262	2.68	1.44	1.64	1.65	0.19
城市	合计	474	4.26	1.91	2.77	2.77	0.33
	男性	288	5.05	2.05	3.44	3.43	0.40
	女性	186	3.42	1.73	2.12	2.12	0.25
农村	合计	192	2.14	1.11	1.39	1.38	0.17
	男性	116	2.50	1.17	1.72	1.70	0.21
	女性	76	1.75	1.02	1.06	1.06	0.13
死亡							
全省	合计	320	1.59	1.09	0.99	1.00	0.12
	男性	196	1.90	1.07	1.25	1.26	0.14
	女性	124	1.27	1.14	0.74	0.74	0.09
城市	合计	210	1.89	1.25	1.18	1.19	0.13
	男性	118	2.07	1.13	1.37	1.39	0.15
	女性	92	1.69	1.47	0.99	0.99	0.12
农村	合计	110	1.22	0.88	0.76	0.77	0.10
	男性	78	1.68	0.99	1.10	1.11	0.14
	女性	32	0.73	0.69	0.43	0.42	0.05

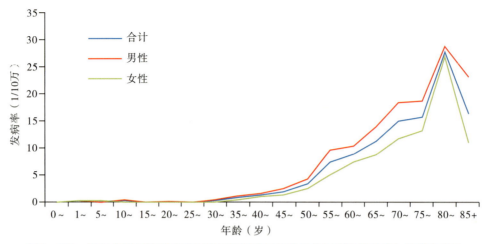

图5-109 2019年陕西省肿瘤登记地区肾及泌尿系统部位不明恶性肿瘤年龄别发病率

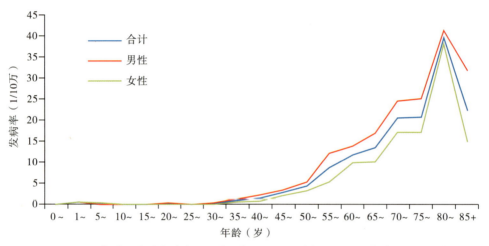

图5-110 2019年陕西省城市肿瘤登记地区肾及泌尿系统部位不明恶性肿瘤年龄别发病率

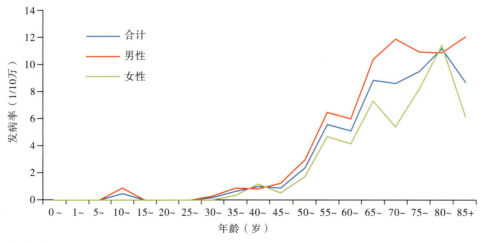

图5-111 2019年陕西省农村肿瘤登记地区肾及泌尿系统部位不明恶性肿瘤年龄别发病率

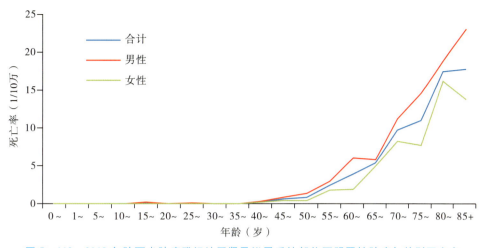

图 5-112　2019 年陕西省肿瘤登记地区肾及泌尿系统部位不明恶性肿瘤年龄别死亡率

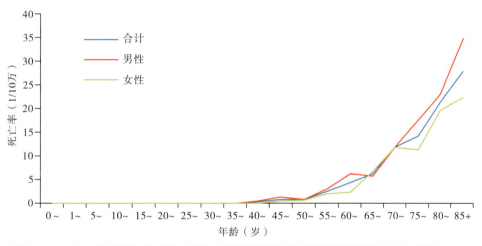

图 5-113　2019 年陕西省城市肿瘤登记地区肾及泌尿系统部位不明恶性肿瘤年龄别死亡率

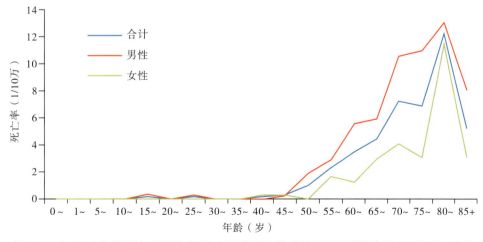

图 5-114　2019 年陕西省农村肿瘤登记地区肾及泌尿系统部位不明恶性肿瘤年龄别死亡率

在20个城市肿瘤登记地区中，男性肾及泌尿系统部位不明恶性肿瘤标化发病率最高的是渭滨区(8.19/10万)，其次为莲湖区和雁塔；女性肾及泌尿系统部位不明恶性肿瘤标化发病率最高的是渭滨区(7.15/10万)，其次为宝塔区和新城区。男性肾及泌尿系统部位不明恶性肿瘤标化死亡率最高的是渭滨区(5.26/10万)，其次为金台区和未央区；女性肾及泌尿系统部位不明恶性肿瘤标化死亡率最高的是渭滨区(5.84/10万)，其次为莲湖区和新城区。(图5-115)

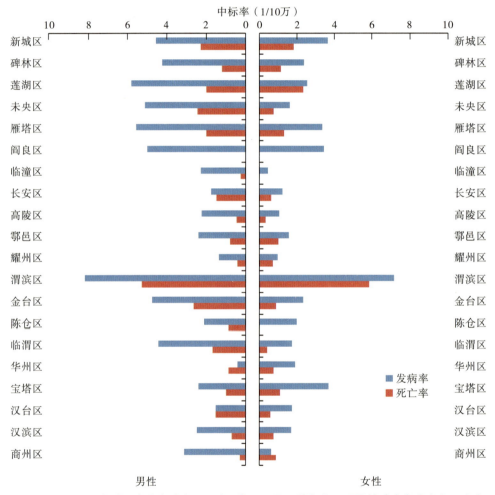

图5-115 2019年陕西省城市肿瘤登记地区肾及泌尿系统部位不明恶性肿瘤发病率和死亡率

在28个农村肿瘤登记地区中，男性肾及泌尿系统部位不明恶性肿瘤标化发病率最高的是志丹县(8.16/10万)，其次为黄陵县和泾阳县；女性肾及泌尿系统部位不明恶性肿瘤标化发病率最高的是麟游县(6.01/10万)，其次为志丹县和宁陕县。男性肾及泌尿系统部位不明恶性肿瘤标化死亡率最高的是陇县(7.17/10万)，其次为太白县和志丹县；女性肾及泌尿系统部位不明恶性肿瘤标化死亡率最高的是千阳县(3.51/10万)，其次为志丹县和宁陕县。(图5-116)

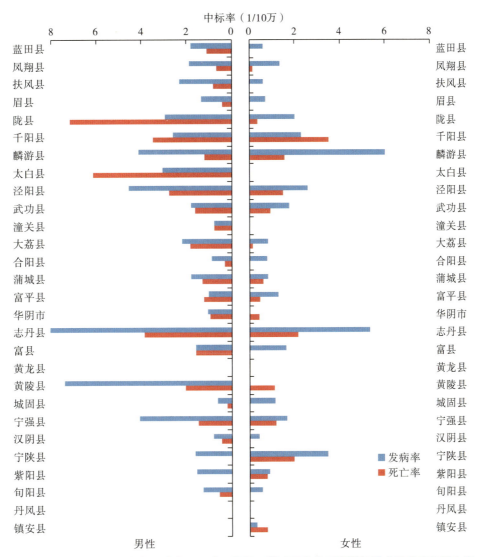

图5-116 2019年陕西省农村肿瘤登记地区肾及泌尿系统部位不明恶性肿瘤发病率和死亡率

十八、膀胱

2019年陕西省肿瘤登记地区膀胱癌的发病率是4.12/10万，中标率为2.60/10万，世标率为2.58/10万，其发病人数占全部恶性肿瘤发病人数的1.96%。其中男性膀胱癌的发病率为6.03/10万，女性膀胱癌的发病率为2.09/10万，男性膀胱癌发病的中标率是女性的3.26倍，城市地区膀胱癌发病的中标率是农村地区的1.09倍。同期膀胱癌的死亡率是1.98/10万，中标率为1.20/10万，世标率为1.22/10万。其中男性膀胱癌的死亡率为2.87/10万，女性膀胱癌的死亡率为1.04/10万，男性膀胱癌死亡的中标率是女性的3.17倍。膀胱癌发病和死亡的累积率（0~74岁）分别为0.29%和0.11%。（表5-18）

2019年陕西省肿瘤登记地区膀胱癌年龄别发病率在"45~岁"组之前处于较低水平,"45~岁"组之后快速上升,男性和女性膀胱癌年龄别发病率分别在"85+岁"组和"80~岁"组达到峰值;男性膀胱癌年龄别发病率高于女性。膀胱癌年龄别死亡率在"55~岁"组之前处于较低水平,"50~岁"组后快速上升,男性、女性膀胱癌年龄别死亡率均在"85+岁"组达到峰值;男性膀胱癌年龄别死亡率高于女性。城乡不同地区年龄别发病率和死亡率虽存在一定差异,但总体趋势类同。(图5-117~图5-122)

表5-18 2019年陕西省肿瘤登记地区膀胱癌发病与死亡情况

地区	性别	病例数	粗率 (1/10万)	构成 (%)	中标率 (1/10万)	世标率 (1/10万)	累积率(0~74岁) (%)
发病							
全省	合计	828	4.12	1.96	2.60	2.58	0.29
	男性	623	6.03	2.60	4.04	4.04	0.44
	女性	205	2.09	1.13	1.24	1.21	0.14
城市	合计	474	4.26	1.91	2.70	2.70	0.30
	男性	350	6.14	2.49	4.12	4.17	0.45
	女性	124	2.28	1.15	1.36	1.34	0.15
农村	合计	354	3.94	2.04	2.48	2.43	0.28
	男性	273	5.89	2.76	3.92	3.86	0.44
	女性	81	1.86	1.09	1.08	1.05	0.12
死亡							
全省	合计	399	1.98	1.36	1.20	1.22	0.11
	男性	297	2.87	1.61	1.87	1.93	0.17
	女性	102	1.04	0.94	0.59	0.58	0.05
城市	合计	239	2.15	1.43	1.30	1.36	0.12
	男性	174	3.05	1.66	1.99	2.12	0.17
	女性	65	1.20	1.04	0.68	0.68	0.06
农村	合计	160	1.78	1.28	1.09	1.05	0.10
	男性	123	2.65	1.56	1.72	1.69	0.17
	女性	37	0.85	0.80	0.50	0.46	0.04

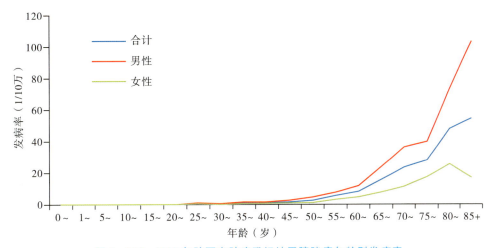

图 5-117 2019年陕西省肿瘤登记地区膀胱癌年龄别发病率

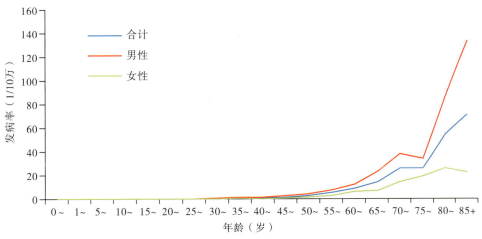

图 5-118 2019年陕西省城市肿瘤登记地区膀胱癌年龄别发病率

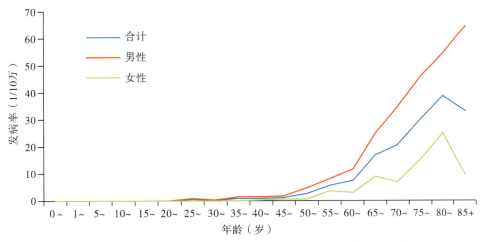

图 5-119 2019年陕西省农村肿瘤登记地区膀胱癌年龄别发病率

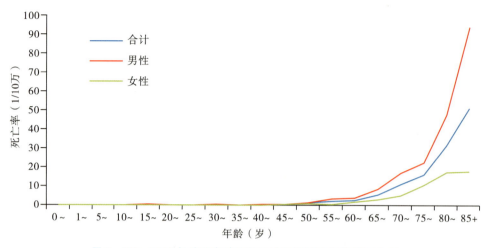

图 5-120 2019 年陕西省肿瘤登记地区膀胱癌年龄别死亡率

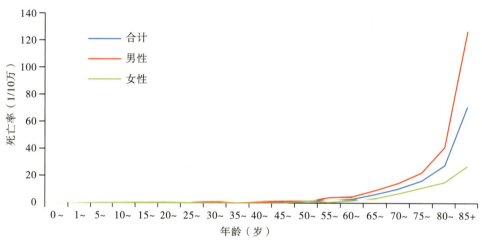

图 5-121 2019 年陕西省城市肿瘤登记地区膀胱癌年龄别死亡率

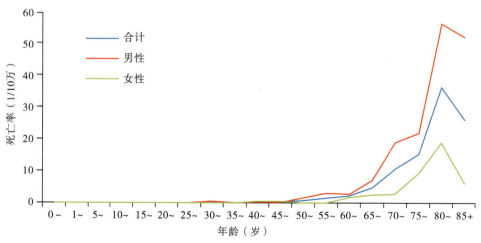

图 5-122 2019 年陕西省农村肿瘤登记地区膀胱癌年龄别死亡率

在20个城市肿瘤登记地区中,男性膀胱癌标化发病率最高的是渭滨区(10.57/10万),其次为阎良区和雁塔区;女性膀胱癌标化发病率最高的是渭滨区(2.46/10万),其次为阎良区和华州区。男性膀胱癌标化死亡率最高的是渭滨区(11.04/10万),其次为莲湖区和碑林区;女性膀胱癌标化死亡率最高的是渭滨区(2.43/10万),其次为耀州区和临渭区。(图5-123)

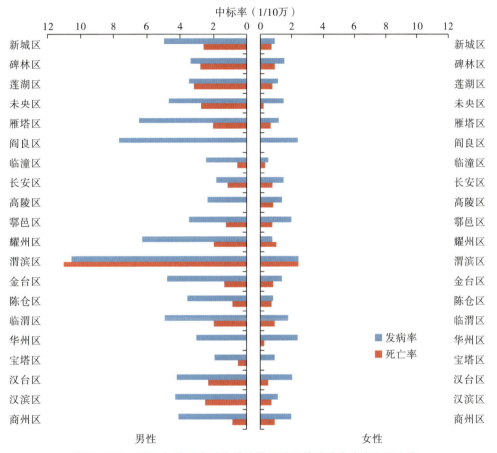

图5-123　2019年陕西省城市肿瘤登记地区膀胱癌发病率和死亡率

在28个农村肿瘤登记地区中,男性膀胱癌标化发病率最高的是麟游县(14.90/10万),其次为汉阴县和陇县;女性膀胱癌标化发病率最高的是麟游县(12.66/10万),其次为宁陕县和千阳县。男性膀胱癌标化死亡率最高的是陇县(8.86/10万),其次为千阳县和汉阴县;女性膀胱癌标化死亡率最高的是千阳县(4.39/10万),其次为麟游县和太白县。(图5-124)

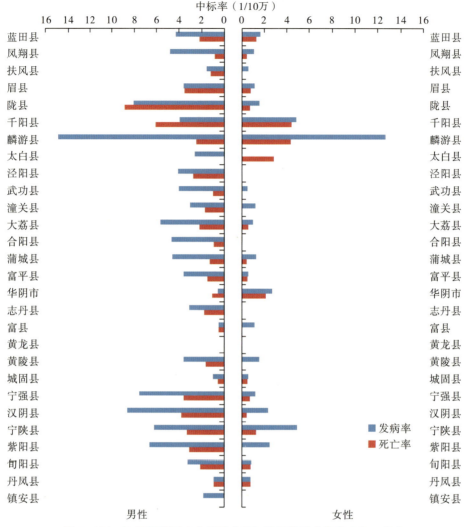

图 5-124 2019 年陕西省农村肿瘤登记地区膀胱癌发病率和死亡率

十九、脑

2019 年陕西省肿瘤登记地区脑瘤的发病率是 5.96/10 万，中标率为 4.35/10 万，世标率为 4.31/10 万，其发病人数占全部恶性肿瘤发病人数的 2.84%。其中男性脑瘤的发病率为 5.85/10 万，女性脑瘤的发病率为 6.08/10 万，男性脑瘤发病的中标率是女性的 1.04 倍，城市地区脑瘤发病的中标率是农村地区的 0.94 倍。同期脑瘤的死亡率是 4.24/10 万，中标率为 3.04/10 万，世标率为 3.03/10 万。其中男性脑瘤的死亡率为 4.48/10 万，女性脑瘤的死亡率为 4.00/10 万，男性脑瘤死亡的中标率是女性的 1.06 倍。脑瘤发病和死亡的累积率（0~74 岁）分别为 0.45% 和 0.33%。（表 5-19）

2019 年陕西省肿瘤登记地区脑瘤年龄别发病率和死亡率在"30~岁"组之前处于较低水平，之后缓慢上升，男性脑瘤年龄别发病率和死亡率分别在"85+岁"组和"80~岁"组达到峰值，女性脑瘤年龄别发病率和死亡率分别在"80~岁"组和"85+岁"组达

到峰值。城乡不同地区年龄别发病率和死亡率虽存在一定差异，但总体趋势类同。(图 5-125 ~ 图 5-130)

表 5-19 2019 年陕西省肿瘤登记地区脑瘤发病与死亡情况

地区	性别	病例数	粗率(1/10万)	构成(%)	中标率(1/10万)	世标率(1/10万)	累积率(0~74岁)(%)
发病							
全省	合计	1199	5.96	2.84	4.35	4.31	0.45
	男性	604	5.85	2.52	4.48	4.48	0.46
	女性	595	6.08	3.27	4.21	4.11	0.45
城市	合计	652	5.86	2.63	4.23	4.24	0.45
	男性	327	5.74	2.33	4.35	4.44	0.46
	女性	325	5.98	3.02	4.10	4.05	0.44
农村	合计	547	6.09	3.15	4.52	4.39	0.46
	男性	277	5.98	2.80	4.64	4.54	0.46
	女性	270	6.20	3.63	4.36	4.21	0.46
死亡							
全省	合计	854	4.24	2.92	3.04	3.03	0.33
	男性	463	4.48	2.52	3.34	3.31	0.36
	女性	391	4.00	3.59	2.73	2.74	0.30
城市	合计	459	4.12	2.74	2.92	2.93	0.31
	男性	244	4.28	2.33	3.21	3.23	0.36
	女性	215	3.96	3.43	2.62	2.62	0.27
农村	合计	395	4.39	3.15	3.20	3.16	0.35
	男性	219	4.73	2.77	3.52	3.41	0.37
	女性	176	4.04	3.81	2.87	2.90	0.33

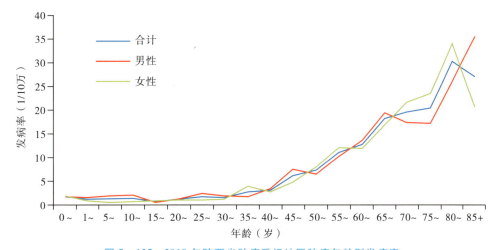

图 5-125 2019 年陕西省肿瘤登记地区脑瘤年龄别发病率

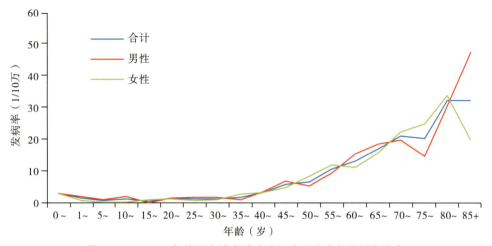

图 5-126 2019 年陕西省城市肿瘤登记地区脑瘤年龄别发病率

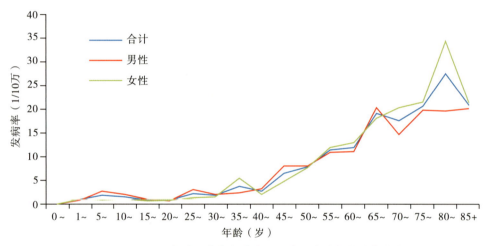

图 5-127 2019 年陕西省农村肿瘤登记地区脑瘤年龄别发病率

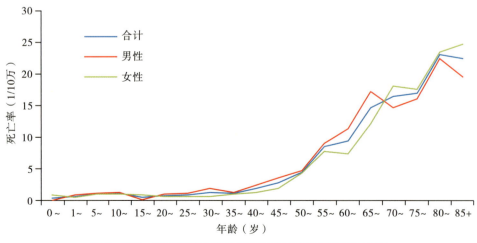

图 5-128 2019 年陕西省肿瘤登记地区脑瘤年龄别死亡率

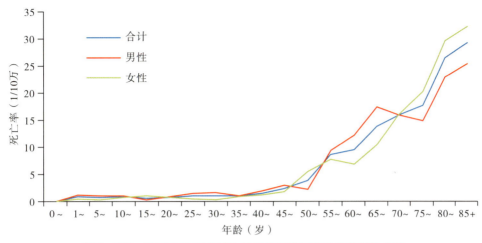

图 5-129　2019 年陕西省城市肿瘤登记地区脑瘤年龄别死亡率

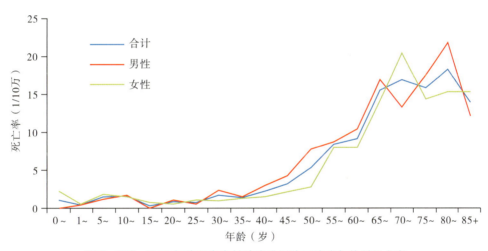

图 5-130　2019 年陕西省农村肿瘤登记地区脑瘤年龄别死亡率

在 20 个城市肿瘤登记地区中，男性脑瘤标化发病率最高的是阎良区（7.58/10 万），其次为长安区和雁塔区；女性脑瘤标化发病率最高的是阎良区（9.82/10 万），其次为高陵区和商州区。男性脑瘤标化死亡率最高的是商州区（5.96/10 万），其次为金台区和莲湖区；女性脑瘤标化死亡率最高的是高陵区（6.21/10 万），其次为商州区和临潼区。（图 5-131）

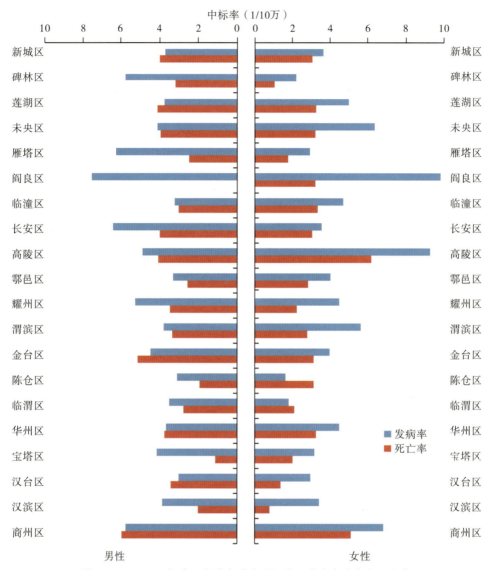

图 5-131　2019 年陕西省城市肿瘤登记地区脑瘤发病率和死亡率

在 28 个农村肿瘤登记地区中，男性脑瘤标化发病率最高的是宁强县（11.00/10 万），其次镇安县和陇县；女性脑瘤标化发病率最高的是麟游县（9.89/10 万），其次为黄龙县和合阳县。男性脑瘤标化死亡率最高的是眉县（9.54/10 万），其次为千阳县和志丹县；女性脑瘤标化死亡率最高的是黄陵县（9.16/10 万），其次为志丹县和千阳县。（图 5-132）

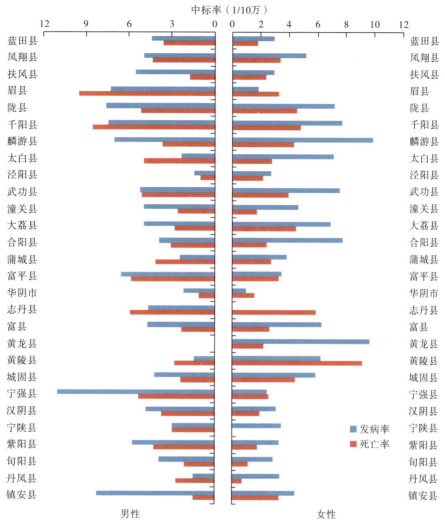

图 5-132 2019 年陕西省农村肿瘤登记地区脑瘤发病率和死亡率

二十、甲状腺

2019 年陕西省肿瘤登记地区甲状腺癌的发病率是 3.39/10 万，中标率为 2.74/10 万，世标率为 2.42/10 万，其发病人数占全部恶性肿瘤发病人数的 1.62%。其中男性甲状腺癌的发病率为 1.68/10 万，女性甲状腺癌的发病率为 5.19/10 万，男性甲状腺癌发病的中标率是女性的 0.34 倍，城市地区甲状腺癌发病的中标率是农村地区的 1.85 倍。同期甲状腺癌的死亡率是 0.52/10 万，中标率为 0.36/10 万，世标率为 0.34/10 万。其中男性甲状腺癌的死亡率为 0.43/10 万，女性甲状腺癌的死亡率为 0.62/10 万，男性甲状腺癌死亡的中标率是女性的 0.71 倍。甲状腺癌发病和死亡的累积率（0～74岁）分别为 0.24% 和 0.04%。（表 5-20）

2019 年陕西省肿瘤登记地区甲状腺癌年龄别发病率在"15～岁"组前处于较低水平，之后波动上升，男性甲状腺癌年龄别发病率在"75～岁"组达到峰值，女性甲状腺癌年龄别发病率在"55~岁"组达到峰值；女性甲状腺癌年龄别发病率高于男性。甲状腺癌年龄别死亡率在"40~岁"组之前处于较低水平，"40~岁"组之后快速上升，男性、女性甲状腺癌年龄别死亡率均在"80~岁"组达到峰值。（图5-133~图5-138）

表5-20 2019年陕西省肿瘤登记地区甲状腺癌发病与死亡情况

地区	性别	病例数	粗率（1/10万）	构成（%）	中标率（1/10万）	世标率（1/10万）	累积率(0~74岁)（%）
发病							
全省	合计	682	3.39	1.62	2.74	2.42	0.24
	男性	174	1.68	0.73	1.41	1.22	0.11
	女性	508	5.19	2.79	4.13	3.67	0.37
城市	合计	470	4.22	1.89	3.42	2.98	0.30
	男性	125	2.19	0.89	1.82	1.58	0.15
	女性	345	6.35	3.20	5.06	4.42	0.45
农村	合计	212	2.36	1.22	1.85	1.70	0.17
	男性	49	1.06	0.49	0.87	0.77	0.08
	女性	163	3.74	2.19	2.88	2.67	0.26
死亡							
全省	合计	105	0.52	0.36	0.36	0.34	0.04
	男性	44	0.43	0.24	0.30	0.28	0.03
	女性	61	0.62	0.56	0.42	0.40	0.05
城市	合计	67	0.60	0.40	0.41	0.38	0.05
	男性	27	0.47	0.26	0.33	0.31	0.03
	女性	40	0.74	0.64	0.49	0.46	0.06
农村	合计	38	0.42	0.30	0.29	0.28	0.03
	男性	17	0.37	0.22	0.26	0.25	0.02
	女性	21	0.48	0.45	0.32	0.32	0.04

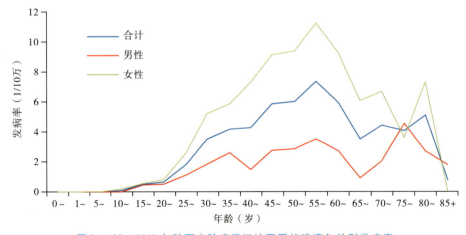

图5-133 2019年陕西省肿瘤登记地区甲状腺癌年龄别发病率

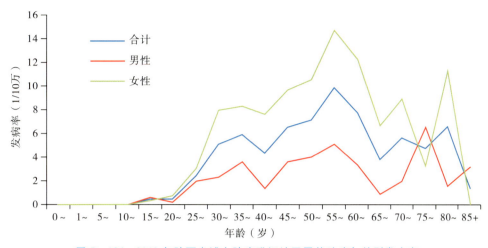

图5-134 2019年陕西省城市肿瘤登记地区甲状腺癌年龄别发病率

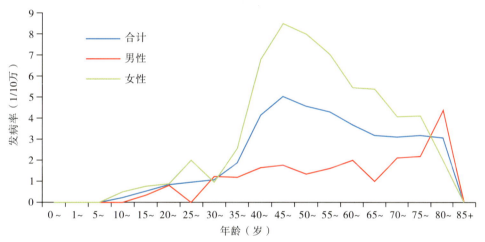

图5-135 2019年陕西省农村肿瘤登记地区甲状腺癌年龄别发病率

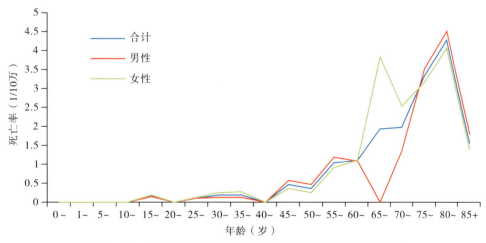

图5-136 2019年陕西省肿瘤登记地区甲状腺癌年龄别死亡率

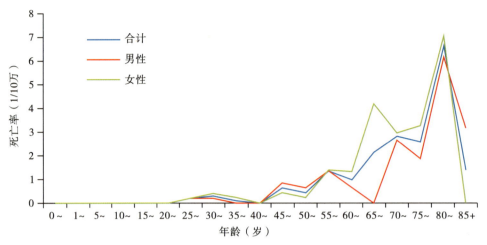

图 5-137　2019 年陕西省城市肿瘤登记地区甲状腺癌年龄别死亡率

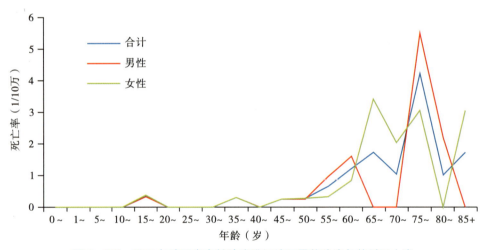

图 5-138　2019 年陕西省农村肿瘤登记地区甲状腺癌年龄别死亡率

在 20 个城市肿瘤登记地区中，男性甲状腺癌标化发病率最高的是渭滨区（5.35/10万），其次为未央区和汉台区；女性甲状腺癌标化发病率最高的是商州区（13.71/10万），其次为未央区和阎良区。男性甲状腺癌标化死亡率最高的是渭滨区（2.67/10万），其次为金台区和宝塔区；女性甲状腺癌标化死亡率最高的是渭滨区（5.27/10万），其次为金台区和新城区。（图 5-139）

第五章 2019年陕西省肿瘤登记地区各部位恶性肿瘤的发病与死亡情况

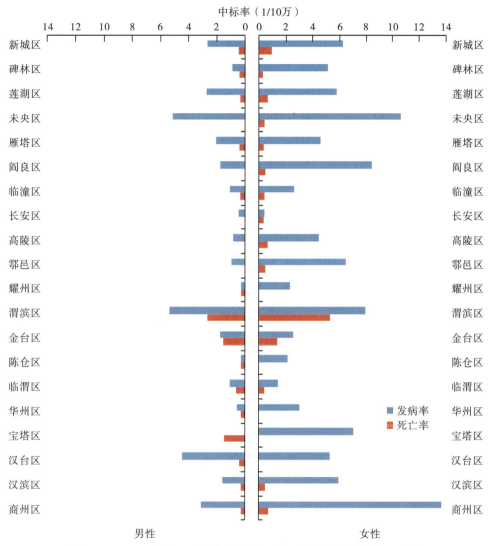

图 5-139 2019年陕西省城市肿瘤登记地区甲状腺癌发病率和死亡率

在28个农村肿瘤登记地区中,男性甲状腺癌标化发病率最高的是宁陕县(5.81/10万),其次为泾阳县和武功县;女性甲状腺癌标化发病率最高的是宁陕县(9.33/10万),其次为宁强县和紫阳县。男性甲状腺癌标化死亡率最高的是镇安县(2.00/10万),其次为麟游县和汉阴县;女性甲状腺癌标化死亡率最高的是黄陵县(1.75/10万),其次为泾阳县和蓝田县。(图 5-140)

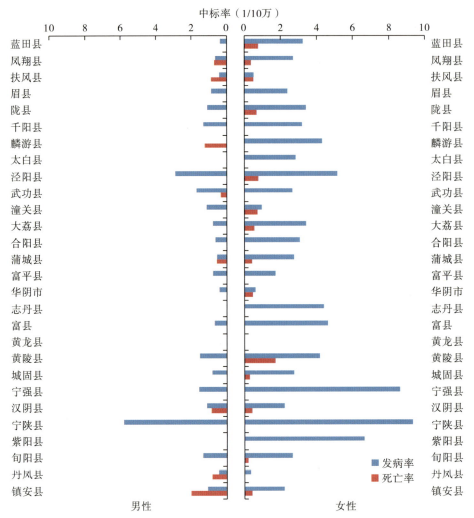

图 5-140 2019 年陕西省农村肿瘤登记地区甲状腺癌发病率和死亡率

二十一、淋巴瘤

2019 年陕西省肿瘤登记地区淋巴瘤的发病率是 2.53/10 万，中标率为 1.75/10 万，世标率为 1.77/10 万，其发病人数占全部恶性肿瘤发病人数的 1.20%。其中男性淋巴瘤的发病率为 2.87/10 万，女性淋巴瘤的发病率为 2.16/10 万，男性淋巴瘤发病的中标率是女性的 1.37 倍，城市地区淋巴瘤发病的中标率是农村地区的 1.33 倍。同期淋巴瘤的死亡率是 1.46/10 万，中标率为 0.96/10 万，世标率为 0.94/10 万。其中男性淋巴瘤的死亡率为 1.80/10 万，女性淋巴瘤的死亡率为 1.10/10 万，男性淋巴瘤死亡的中标率是女性的 1.84 倍。淋巴瘤发病和死亡的累积率(0~74岁)分别为 0.19% 和 0.10%。（表 5-21）

2019 年陕西省肿瘤登记地区淋巴瘤年龄别发病率在"30~岁"组之前处于较低水平，之后逐渐上升，男性、女性淋巴瘤年龄别发病率分别在"75~岁"组和"80~岁"组达到峰值；淋巴瘤死亡率在"40~岁"组之前处于较低水平，"40~岁"组之后逐渐上升，男性和女性淋巴瘤年龄别死亡率分别在"80~岁"组和"75~岁"组达到峰值。（图 5-141~图 5-146）

表 5-21　2019 年陕西省肿瘤登记地区淋巴瘤发病与死亡情况

地区	性别	病例数	粗率（1/10万）	构成（%）	中标率（1/10万）	世标率（1/10万）	累积率(0~74岁)（%）
发病							
全省	合计	508	2.53	1.20	1.75	1.77	0.19
	男性	297	2.87	1.24	2.03	2.07	0.22
	女性	211	2.16	1.16	1.48	1.47	0.16
城市	合计	316	2.84	1.27	1.97	1.96	0.20
	男性	186	3.26	1.32	2.34	2.36	0.25
	女性	130	2.39	1.21	1.61	1.59	0.16
农村	合计	192	2.14	1.11	1.48	1.52	0.16
	男性	111	2.40	1.12	1.66	1.71	0.18
	女性	81	1.86	1.09	1.31	1.33	0.15
死亡							
全省	合计	294	1.46	1.00	0.96	0.94	0.10
	男性	186	1.80	1.01	1.25	1.22	0.13
	女性	108	1.10	0.99	0.68	0.68	0.08
城市	合计	173	1.55	1.03	1.01	0.99	0.11
	男性	110	1.93	1.05	1.31	1.30	0.14
	女性	63	1.16	1.01	0.72	0.71	0.08
农村	合计	121	1.35	0.97	0.91	0.88	0.10
	男性	76	1.64	0.96	1.18	1.12	0.12
	女性	45	1.03	0.97	0.63	0.64	0.08

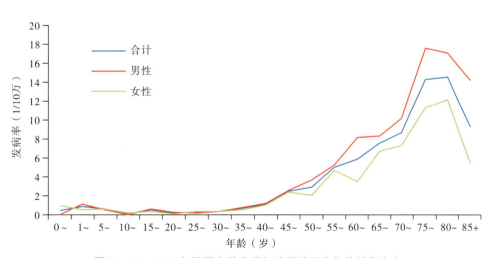

图 5-141　2019 年陕西省肿瘤登记地区淋巴瘤年龄别发病率

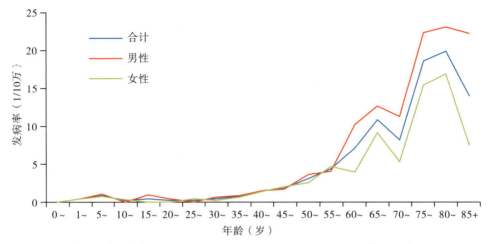

图 5-142　2019 年陕西省城市肿瘤登记地区淋巴瘤年龄别发病率

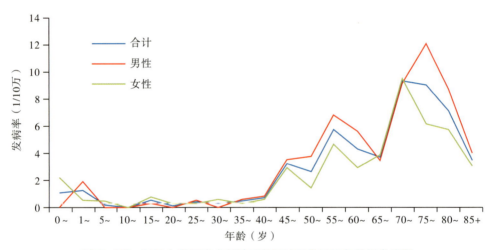

图 5-143　2019 年陕西省农村肿瘤登记地区淋巴瘤年龄别发病率

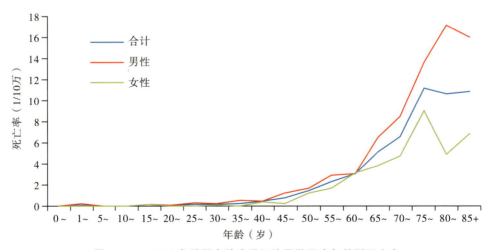

图 5-144　2019 年陕西省肿瘤登记地区淋巴瘤年龄别死亡率

第五章 2019年陕西省肿瘤登记地区各部位恶性肿瘤的发病与死亡情况

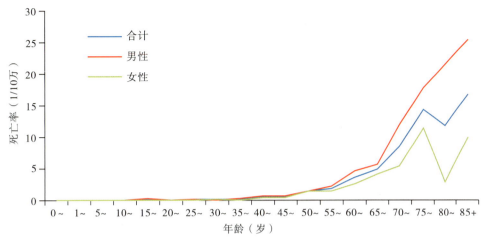

图 5-145　2019 年陕西省城市肿瘤登记地区淋巴瘤年龄别死亡率

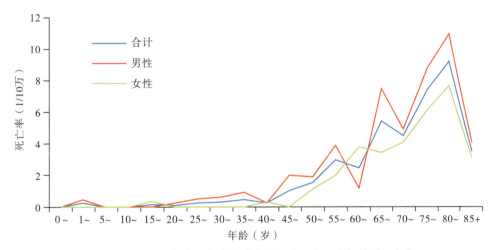

图 5-146　2019 年陕西省农村肿瘤登记地区淋巴瘤年龄别死亡率

在 20 个城市肿瘤登记地区中，男性淋巴瘤标化发病率最高的是高陵区（9.24/10万），其次为鄠邑区和耀州区；女性淋巴瘤标化发病率最高的是阎良区（4.82/10 万），其次为渭滨区和鄠邑区。男性淋巴瘤标化死亡率最高的是雁塔区（5.99/10 万），其次为渭滨区和商州区；女性淋巴瘤标化死亡率最高的是渭滨区（3.03/10 万），其次为金台区和雁塔区。（图 5-147）

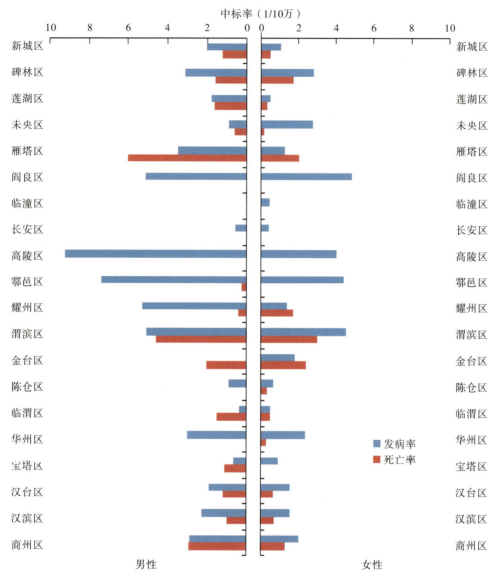

图 5-147 2019 年陕西省城市肿瘤登记地区淋巴瘤发病率和死亡率

在 28 个农村肿瘤登记地区中，男性淋巴瘤标化发病率最高的是麟游县（13.29/10万），其次为宁强县和宁陕县；女性淋巴瘤标化发病率最高的是宁陕县（6.81/10万），其次为宁强县和麟游县。男性淋巴瘤标化死亡率最高的是麟游县（8.27/10万），其次为陇县和太白县；女性淋巴瘤标化死亡率最高的是太白县（2.85/10万），其次为泾阳县和陇县。（图 5-148）

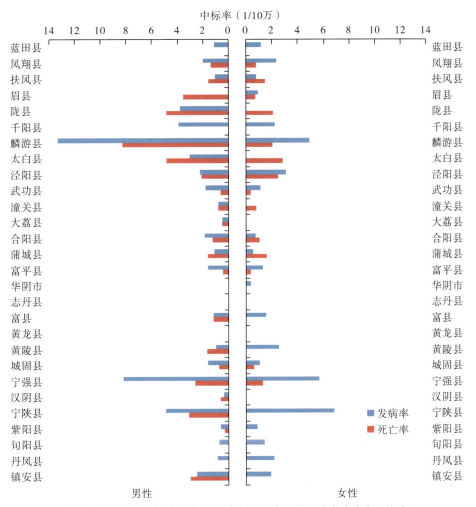

图 5-148 2019年陕西省农村肿瘤登记地区淋巴瘤发病率和死亡率

二十二、白血病

2019年陕西省肿瘤登记地区白血病的发病率是2.48/10万，中标率为1.91/10万，世标率为2.00/10万，其发病人数占全部恶性肿瘤发病人数的1.18%。其中男性白血病的发病率为2.76/10万，女性白血病的发病率为2.19/10万，男性白血病发病的中标率是女性的1.33倍，城市地区白血病发病的中标率是农村地区的1.23倍。同期白血病的死亡率是1.87/10万，中标率为1.43/10万，世标率为1.43/10万。其中男性白血病的死亡率为2.19/10万，女性白血病的死亡率为1.54/10万，男性白血病死亡的中标率是女性的1.47倍。白血病发病和死亡的累积率（0~74岁）分别为0.19%和0.14%。（表5-22）

2019年陕西省肿瘤登记地区白血病年龄别发病率在"5~岁"组前有一个小高峰，在"5~岁"组到"40~岁"之间处于较低水平，"40~岁"组之后又逐渐上升。白血病年龄别死亡率在"1~岁"组之前有一个小高峰，"1~岁"组之后到"40~岁"组处于较低水

133

平，"40～岁"组之后又逐渐上升。男性和女性白血病年龄别发病率和死亡率差别不大。（图5-149～图5-154）

表5-22 2019年陕西省肿瘤登记地区白血病发病与死亡情况

地区	性别	病例数	粗率 (1/10万)	构成 (%)	中标率 (1/10万)	世标率 (1/10万)	累积率(0~74岁) (%)
发病							
全省	合计	499	2.48	1.18	1.91	2.00	0.19
	男性	285	2.76	1.19	2.18	2.33	0.23
	女性	214	2.19	1.18	1.64	1.67	0.15
城市	合计	310	2.79	1.25	2.08	2.19	0.20
	男性	167	2.93	1.19	2.27	2.39	0.23
	女性	143	2.63	1.33	1.91	1.99	0.17
农村	合计	189	2.10	1.09	1.69	1.77	0.17
	男性	118	2.55	1.19	2.05	2.23	0.22
	女性	71	1.63	0.95	1.32	1.28	0.12
死亡							
全省	合计	377	1.87	1.29	1.43	1.43	0.14
	男性	226	2.19	1.23	1.70	1.71	0.17
	女性	151	1.54	1.39	1.16	1.15	0.10
城市	合计	240	2.16	1.43	1.61	1.64	0.15
	男性	142	2.49	1.35	1.97	2.02	0.20
	女性	98	1.80	1.56	1.24	1.25	0.10
农村	合计	137	1.52	1.09	1.21	1.17	0.12
	男性	84	1.81	1.06	1.36	1.33	0.15
	女性	53	1.22	1.15	1.08	1.03	0.10

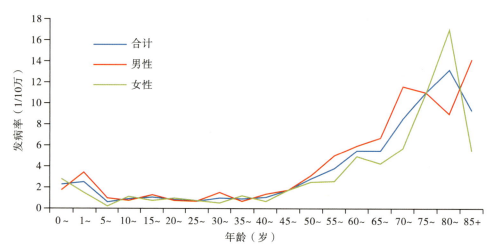

图5-149 2019年陕西省肿瘤登记地区白血病年龄别发病率

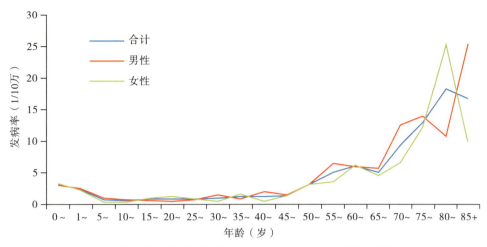

图 5-150　2019 年陕西省城市肿瘤登记地区白血病年龄别发病率

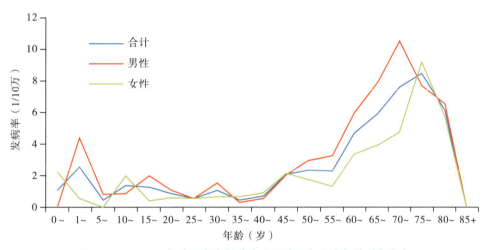

图 5-151　2019 年陕西省农村肿瘤登记地区白血病年龄别发病率

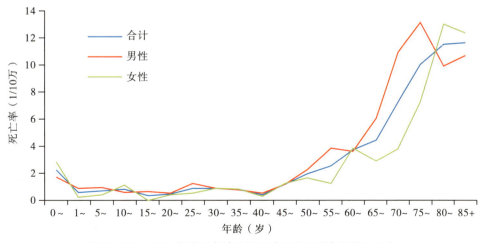

图 5-152　2019 年陕西省肿瘤登记地区白血病年龄别死亡率

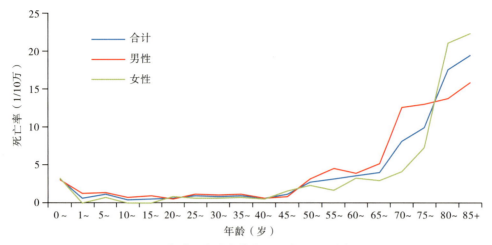

图 5-153　2019 年陕西省城市肿瘤登记地区白血病年龄别死亡率

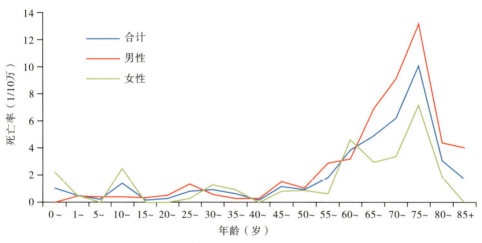

图 5-154　2019 年陕西省农村肿瘤登记地区白血病年龄别死亡率

在 20 个城市肿瘤登记地区中,男性白血病标化发病率最高的是渭滨区(5.72/10万),其次为新城区和莲湖区;女性白血病标化发病率最高的是渭滨区(4.16/10万),其次为新城区和未央区。男性白血病标化死亡率最高的是渭滨区(5.24/10万),其次为长安区和新城区;女性白血病标化死亡率最高的是金台区(3.31/10万),其次为长安区和雁塔区。(图 5-155)

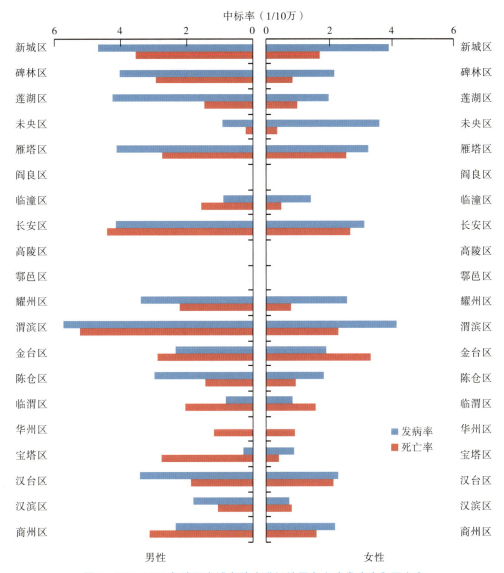

图 5－155 2019年陕西省城市肿瘤登记地区白血病发病率和死亡率

在28个农村肿瘤登记地区中，男性白血病标化发病率最高的是泾阳县（6.91/10万），其次为宁强县和扶风县；女性白血病标化发病率最高的是麟游县（11.34/10万），其次为千阳县和黄陵县。男性白血病标化死亡率最高的是黄陵县（4.42/10万），其次为宁强县和眉县；女性白血病标化死亡率最高的是大荔县（3.30/10万），其次为千阳县和潼关县。（图 5－156）

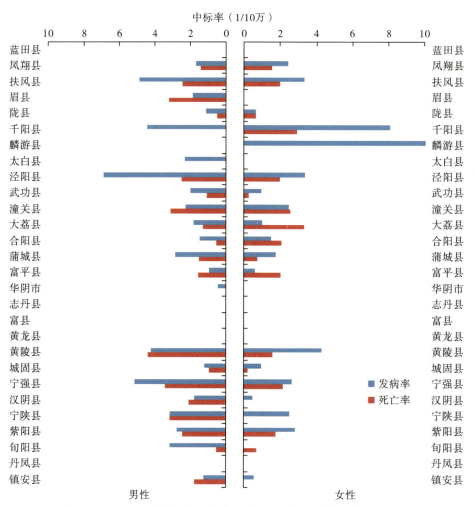

图 5-156 2019年陕西省农村肿瘤登记地区白血病发病率和死亡率

附 录

一、2019年全省肿瘤登记地区恶性肿瘤发病主要结果

附表1 2019年陕西省肿瘤登记地区男女合计发病主要指标（1/10万）

部位	ICD-10	病例数	粗率(%)	0~	1~	5~	10~	15~	20~	25~	30~	35~	40~	45~	50~	55~	60~	65~	70~	75~	80~	85+	构成(%)	中标率(1/10万)	世标率(1/10万)	累积率(0-74岁)(%)
口腔和咽（除鼻咽外）	C00-10,C12-14	381	1.89	0.00	0.00	0.20	0.00	0.00	0.13	0.24	0.19	0.60	0.45	0.89	2.09	2.99	4.11	7.20	10.68	9.78	9.82	21.69	0.90	1.24	1.25	0.15
鼻咽	C11	184	0.91	0.00	0.12	0.00	0.10	0.09	0.00	0.24	0.19	0.53	1.02	1.18	1.41	1.72	1.46	2.52	3.62	1.67	4.27	5.42	0.44	0.66	0.63	0.07
食管	C15	3640	18.09	0.00	0.00	0.10	0.17	0.00	0.20	0.29	0.31	0.60	1.79	4.68	13.19	19.73	51.34	80.17	104.68	125.76	165.30	165.79	8.63	11.34	11.43	1.39
胃	C16	5076	25.23	0.00	0.00	0.10	0.20	0.00	0.20	1.06	1.50	2.59	4.34	10.30	21.16	39.69	73.72	96.86	130.15	162.74	195.63	221.57	12.04	15.99	16.06	1.91
结直肠、肛门	C18-21	3289	16.35	0.00	0.12	0.00	0.00	0.09	0.20	0.71	2.13	3.19	4.92	9.65	14.66	23.62	39.37	56.38	79.04	99.03	151.63	169.66	7.80	10.53	10.42	1.17
肝胆	C22	4258	21.16	0.00	0.47	0.10	0.09	0.09	0.33	1.12	3.19	5.58	10.80	18.82	26.44	39.47	54.63	63.70	82.49	101.65	147.79	167.34	10.10	13.93	13.74	1.54
胆囊及其他	C23-24	1306	6.49	0.45	0.00	0.00	0.00	0.00	0.00	0.06	0.56	0.33	1.47	2.37	5.15	6.65	15.99	20.70	35.99	50.35	71.76	77.47	3.10	4.08	4.05	0.45
胰腺	C25	1305	6.49	0.00	0.00	0.10	0.00	0.00	0.00	0.12	0.25	0.60	0.77	3.61	4.85	9.04	15.90	28.25	32.37	43.19	55.10	66.62	3.10	4.11	4.13	0.48
喉	C32	206	1.02	0.00	0.00	0.00	0.09	0.00	0.00	0.00	0.00	0.07	0.19	0.41	0.55	1.57	3.38	3.32	5.75	7.16	9.40	7.75	0.49	0.65	0.66	0.08
气管、支气管、肺	C33-34	9578	47.61	0.00	0.00	0.10	0.09	0.09	0.26	1.00	2.50	4.38	7.16	19.12	39.69	81.55	131.46	199.33	244.52	301.15	378.87	354.04	22.72	30.08	30.16	3.66
其他胸腔器官	C37-38	165	0.82	0.00	0.12	0.00	0.20	0.00	0.07	0.18	0.25	0.20	0.32	0.83	0.98	1.57	2.19	1.94	2.96	3.10	6.41	6.20	0.39	0.57	0.56	0.06
骨	C40-41	378	1.88	0.00	0.36	0.10	0.31	0.34	0.26	0.35	0.38	0.86	0.96	1.48	1.66	2.62	4.20	5.37	7.72	9.78	17.09	11.62	0.90	1.32	1.29	0.13
皮肤黑色素瘤	C43	37	0.18	0.00	0.00	0.00	0.00	0.00	0.00	0.00	0.13	0.00	0.19	0.18	0.18	0.37	0.37	0.57	0.49	0.95	0.85	2.32	0.09	0.12	0.12	0.01
乳房	C50	2286	23.36	0.00	0.00	0.00	0.00	0.18	1.10	2.47	8.87	14.43	25.51	40.33	46.21	48.49	56.67	55.41	45.04	38.97	50.35	41.19	5.59	16.45	15.58	1.72
子宫颈	C53	1650	16.86	0.00	0.00	0.00	0.00	0.00	0.69	1.98	6.33	9.53	14.67	27.66	33.26	41.67	41.53	35.59	35.84	37.16	31.67	23.34	3.94	11.72	11.13	1.24

续表

部位	ICD-10	病例数	粗率(1/10万)	年龄组(岁)																	构成(%)	中标率(1/10万)	世标率(1/10万)	累积率(0~74岁)(%)
				0-	1-	5-	10-	15-	20-	25-	30-	35-	40-	45-	50-	55-	60-	65-	70-	75-	80-	85+				
子宫体及子宫部位不明	C54-55	776	7.93	0.00	0.00	0.00	0.00	0.00	0.00	0.37	1.39	2.59	4.63	10.72	19.68	19.09	21.41	24.10	15.54	14.05	21.93	12.36	1.85	5.23	5.14	0.60
卵巢	C56	553	5.65	0.00	0.25	0.21	0.00	0.55	0.97	1.85	2.53	2.72	3.57	6.82	10.03	11.97	12.37	15.09	13.96	19.03	17.05	5.49	1.34	3.98	3.77	0.41
前列腺	C61	660	6.39	0.00	0.00	0.00	0.00	0.00	0.00	0.11	0.00	0.00	0.00	0.69	0.59	2.95	8.86	21.60	40.24	71.58	114.44	176.03	1.58	4.15	4.17	0.38
睾丸	C62	31	0.30	0.87	0.00	0.00	0.00	0.00	0.00	0.56	0.74	0.65	0.00	0.35	0.24	0.44	0.18	0.23	0.34	0.50	1.80	0.00	0.07	0.29	0.23	0.02
肾及泌尿系统部位不明	C64-66, C68	666	3.31	0.00	0.24	0.10	0.20	0.00	0.07	0.00	0.19	0.80	1.28	1.89	3.44	7.33	8.86	11.32	14.95	15.75	27.76	16.27	1.58	2.15	2.14	0.25
膀胱	C67	828	4.12	0.00	0.00	0.00	0.00	0.00	0.00	0.35	0.19	0.86	0.64	1.30	2.52	5.31	8.13	15.44	23.01	27.68	47.84	54.23	1.96	2.60	2.58	0.29
脑、神经系统	C70-72	1199	5.96	1.80	1.30	1.30	1.43	0.68	1.19	1.83	1.63	2.79	3.13	6.22	7.30	11.14	12.79	18.18	19.55	20.52	30.33	27.11	2.84	4.35	4.31	0.45
甲状腺	C73	682	3.39	0.00	0.00	0.00	0.10	0.51	0.66	1.83	3.50	4.18	4.28	5.86	6.01	7.33	5.94	3.55	4.44	4.06	5.13	0.77	1.62	2.74	2.42	0.24
淋巴瘤	C81-85, C88, C90, C96	508	2.53	0.45	0.83	0.60	0.10	0.51	0.20	0.29	0.38	0.66	1.15	2.49	2.88	5.01	5.85	7.55	8.71	14.32	14.52	9.30	1.20	1.75	1.77	0.19
白血病	C91-95	499	2.48	2.25	2.49	0.60	0.92	1.03	0.86	0.71	1.00	0.93	1.02	1.72	2.82	3.81	5.48	5.49	8.54	10.98	13.24	9.30	1.18	1.91	2.00	0.19
部位不明及其他恶性肿瘤	Other	1913	9.51	0.45	2.25	1.00	0.20	0.51	0.53	1.41	2.25	3.12	4.15	7.70	10.12	15.85	22.29	33.96	37.47	44.86	61.08	68.17	4.54	6.48	6.47	0.71
所有部位合计	ALL	42160	209.56	5.86	8.52	4.69	4.20	4.53	6.45	15.33	30.63	47.54	73.60	143.25	221.85	348.79	538.63	741.04	936.33	1148.98	1535.13	1587.38	100.00	137.58	136.26	15.62

附表2 2019年陕西省肿瘤登记地区男性发病主要指标（1/10万）

部位	ICD-10	病例数	粗率(1/10万)	年龄组(岁)																	构成(%)	中标率(1/10万)	世标率(1/10万)	累积率(0-74岁)(%)
				0~	1~	5~	10~	15~	20~	25~	30~	35~	40~	45~	50~	55~	60~	65~	70~	75~	80~	85+				
口腔和咽（除鼻咽外）	C00-10, C12-14	246	2.38	0.00	0.00	0.19	0.00	0.00	0.00	0.11	0.12	0.39	0.49	1.04	2.14	5.02	6.51	9.29	14.66	12.60	11.71	32.01	1.03	1.59	1.64	0.20
鼻咽	C11	119	1.15	0.00	0.23	0.00	0.19	0.00	0.00	0.11	0.25	0.78	1.11	1.61	1.90	2.07	1.45	3.72	6.14	2.52	4.51	5.33	0.50	0.85	0.82	0.10
食管	C15	2599	25.16	0.00	0.00	0.00	0.00	0.00	0.13	0.34	0.37	0.78	2.23	6.56	18.40	30.54	80.31	116.14	155.16	182.99	233.39	225.81	10.85	16.55	16.72	2.06
胃	C16	3669	35.51	0.00	0.23	0.00	0.38	0.32	0.13	1.13	0.99	2.98	5.94	15.54	31.22	59.31	111.06	152.61	196.08	236.43	260.43	307.60	15.32	23.51	23.74	2.89
结直肠、肛门	C18-21	1755	16.99	0.00	0.00	0.19	0.00	0.00	0.13	0.68	2.59	4.02	4.70	11.40	16.62	25.97	40.52	61.09	85.25	100.82	169.41	204.48	7.33	11.50	11.39	1.27
肝脏	C22	2912	28.18	0.00	0.00	0.19	0.19	0.16	0.13	1.92	4.69	8.43	18.06	29.01	39.29	58.72	77.96	83.85	100.60	131.57	173.02	209.81	12.16	19.37	19.04	2.12
胆囊及其他	C23-24	494	4.78	0.87	0.00	0.00	0.00	0.16	0.50	0.00	0.49	0.13	1.86	1.04	3.56	5.31	11.40	17.19	30.35	39.82	50.46	65.79	2.06	3.18	3.18	0.36
胰腺	C25	740	7.16	0.00	0.23	0.00	0.00	0.16	0.00	0.00	0.25	0.65	0.99	4.26	5.94	11.21	19.72	32.75	37.85	50.41	53.17	72.90	3.09	4.75	4.80	0.57
喉	C32	182	1.76	0.00	0.00	0.00	0.00	0.00	0.00	0.00	0.00	0.00	0.25	0.69	0.71	3.10	5.61	6.50	11.25	13.61	17.12	12.45	0.76	1.17	1.18	0.14
气管、支气管、肺	C33-34	6794	65.76	0.00	0.00	0.00	0.00	0.00	0.38	0.90	3.45	5.18	8.90	23.49	53.66	112.87	200.59	302.89	375.79	441.09	499.23	492.52	28.36	43.77	43.77	5.44
其他胸腔器官	C37-38	106	1.03	0.00	0.00	0.00	0.38	0.00	0.00	0.23	0.25	0.39	0.25	1.27	1.42	1.77	2.53	3.02	4.43	3.02	9.01	5.33	0.44	0.75	0.72	0.08
骨	C40-41	187	1.81	0.00	0.00	0.19	0.19	0.16	0.25	0.45	0.62	0.91	0.74	1.61	2.02	2.51	5.06	4.88	6.14	8.57	16.22	16.00	0.78	1.32	1.28	0.13
皮肤黑色素瘤	C43	13	0.13	0.00	0.00	0.00	0.00	0.00	0.00	0.00	0.00	0.00	0.00	0.23	0.00	0.30	0.54	0.23	0.68	1.01	0.00	1.78	0.05	0.08	0.09	0.01
乳房	C50	71	0.69	0.00	0.23	0.00	0.00	0.00	0.13	0.00	0.00	0.00	0.37	0.69	0.83	1.48	1.27	3.25	2.73	4.54	3.60	1.78	0.30	0.47	0.47	0.05
子宫颈	C53	0	0.00	0.00	0.00	0.00	0.00	0.00	0.00	0.00	0.00	0.00	0.00	0.00	0.00	0.00	0.00	0.00	0.00	0.00	0.00	0.00	0.00	0.00	0.00	0.00
子宫体及子宫部位不明	C54-55	0	0.00	0.00	0.00	0.00	0.00	0.00	0.00	0.00	0.00	0.00	0.00	0.00	0.00	0.00	0.00	0.00	0.00	0.00	0.00	0.00	0.00	0.00	0.00	0.00
卵巢	C56	0	0.00	0.00	0.00	0.00	0.00	0.00	0.00	0.00	0.00	0.00	0.00	0.00	0.00	0.00	0.00	0.00	0.00	0.00	0.00	0.00	0.00	0.00	0.00	0.00
前列腺	C61	660	6.39	0.00	0.00	0.00	0.00	0.00	0.00	0.11	0.00	0.00	0.00	0.69	0.59	2.95	8.86	21.60	40.24	71.58	114.44	176.03	2.76	4.15	4.17	0.38
睾丸	C62	31	0.30	0.87	0.00	0.00	0.38	0.00	0.13	0.56	0.00	0.65	0.00	0.35	0.24	0.44	0.18	0.23	0.34	0.50	1.80	0.00	0.13	0.29	0.23	0.02
肾及泌尿系统部位不明	C64-66, C68	404	3.91	0.00	0.23	0.00	0.00	0.00	0.00	0.00	0.37	1.17	1.61	2.42	4.27	9.59	10.31	13.94	18.41	18.65	28.84	23.11	1.69	2.66	2.64	0.31
膀胱	C67	623	6.03	0.00	0.00	0.00	0.00	0.00	0.00	0.56	0.37	1.43	1.11	2.19	4.15	7.52	11.76	23.69	36.15	39.32	72.99	103.13	2.60	4.04	4.04	0.44
脑、神经系统	C70-72	604	5.85	1.73	1.59	1.89	2.11	0.48	1.26	2.48	1.97	1.69	3.46	7.48	6.53	10.18	13.57	19.51	17.39	17.14	26.13	35.56	2.52	4.48	4.48	0.46
甲状腺	C73	174	1.68	0.00	0.00	0.00	0.00	0.48	0.50	1.13	1.85	2.59	1.48	2.76	2.85	3.54	2.71	0.93	2.05	4.54	2.70	1.78	0.73	1.41	1.22	0.11
淋巴瘤	C81-85, C88, C90, C96	297	2.87	0.00	1.14	0.00	0.00	0.64	0.13	0.23	0.37	0.78	1.24	2.53	3.68	5.31	8.14	8.36	10.23	17.64	17.12	14.22	1.24	2.03	2.07	0.22
白血病	C91-95	285	2.76	1.73	3.41	0.94	0.77	1.28	0.76	0.68	1.48	0.65	1.36	1.73	3.09	5.02	5.97	6.74	11.59	11.09	9.01	14.22	1.19	2.18	2.33	0.23
部位不明及其他恶性肿瘤	Other	964	9.33	0.00	2.27	1.32	0.19	0.48	0.25	1.24	1.85	2.85	4.08	6.45	8.19	15.05	21.34	38.79	44.33	49.40	68.49	78.23	4.02	6.56	6.59	0.74
所有部位合计	ALL	23956	231.87	5.20	9.55	5.85	4.80	4.49	4.66	12.86	23.19	36.55	60.23	125.14	211.42	380.06	648.25	932.37	1209.91	1460.40	1844.63	2101.67	100.00	156.53	156.78	18.34

附表3 2019年陕西省肿瘤登记地区女性发病主要指标（1/10万）

部位	ICD-10	病例数	粗率(%)	年龄组（岁）																	构成(%)	中标率(1/10万)	世标率(1/10万)	累积率(0-74岁)(%)
				0~	1~	5~	10~	15~	20~	25~	30~	35~	40~	45~	50~	55~	60~	65~	70~	75~	80~	85+				
口腔和咽（除鼻咽外）	C00-10, C12-14	135	1.38	0.00	0.00	0.21	0.00	0.00	0.28	0.37	0.25	0.62	0.40	0.73	2.13	0.91	1.66	5.18	6.98	7.25	8.12	13.73	0.74	0.92	0.89	0.10
鼻咽	C11	65	0.66	0.00	0.00	0.00	0.00	0.18	0.00	0.37	0.13	0.27	0.93	0.73	0.89	1.36	1.48	1.35	1.27	0.91	4.06	5.49	0.36	0.46	0.45	0.04
食管	C15	1041	10.64	0.00	0.00	0.00	0.22	0.00	0.41	0.25	0.25	0.41	1.32	2.68	7.62	8.64	21.78	45.28	57.72	74.31	103.94	119.44	5.72	6.33	6.34	0.73
胃	C16	1407	14.38	0.00	0.00	0.00	0.00	0.00	0.28	0.99	2.03	2.8	2.64	4.75	10.41	19.55	35.62	42.80	68.82	96.51	137.24	155.13	7.73	8.70	8.61	0.95
结直肠、肛门	C18-21	1534	15.67	0.00	0.00	0.21	0.00	0.00	0.28	0.74	1.65	2.11	5.15	7.80	12.57	21.21	38.21	51.81	73.26	97.42	135.61	142.78	8.43	9.59	9.49	1.07
肝脏	C22	1346	13.75	0.00	0.99	0.00	0.00	0.00	0.14	0.25	1.65	2.59	3.04	8.04	12.70	19.70	30.83	44.15	65.65	74.76	125.05	134.54	7.39	8.44	8.40	0.95
胆囊及其他	C23-24	812	8.30	0.00	0.00	0.00	0.44	0.00	0.00	0.12	0.63	0.54	1.06	3.78	3.68	8.03	20.67	24.10	41.23	59.81	90.95	86.49	4.46	4.95	4.89	0.54
胰腺	C25	565	5.77	0.00	0.00	0.00	0.00	0.00	0.00	0.25	0.25	0.54	0.53	2.92	3.68	6.82	20.67	23.88	27.28	36.70	56.84	61.78	3.10	3.49	3.47	0.39
喉	C32	24	0.25	0.00	0.00	0.00	0.00	0.00	0.00	0.00	0.00	0.4	0.13	0.12	0.38	0.00	1.11	0.23	0.63	1.36	2.44	4.12	0.13	0.15	0.15	0.01
气管、支气管、肺	C33-34	2784	28.45	0.00	0.00	0.21	0.00	0.00	0.14	1.11	1.52	3.34	5.29	14.50	24.76	49.39	60.91	98.89	122.42	175.35	270.41	247.12	15.29	17.16	17.02	1.91
其他胸腔器官	C37-38	59	0.60	0.00	0.00	0.00	0.00	0.00	0.00	0.12	0.25	0.00	0.40	0.37	0.31	1.36	1.85	0.90	1.59	3.17	4.06	6.86	0.32	0.39	0.39	0.04
骨	C40-41	191	1.95	0.00	0.25	0.21	0.22	0.55	0.41	0.00	0.13	0.82	1.19	1.34	1.27	2.73	3.32	5.86	9.20	10.87	17.86	8.24	1.05	1.32	1.29	0.14
皮肤黑色素瘤	C43	24	0.25	0.00	0.00	0.00	0.00	0.00	0.28	0.00	0.25	0.30	0.40	0.12	0.38	0.45	0.18	0.90	0.32	0.91	1.62	2.75	0.13	0.17	0.16	0.02
乳房	C50	2286	23.36	0.00	0.00	0.00	0.00	0.00	1.10	2.47	8.87	14.43	25.51	40.33	46.21	48.49	56.67	55.41	45.04	38.97	50.35	41.19	12.56	16.45	15.58	1.72
子宫颈	C53	1650	16.86	0.00	0.00	0.00	0.00	0.00	0.69	1.98	6.33	9.33	14.67	27.66	33.26	41.67	41.53	35.59	35.84	37.16	31.67	23.34	9.06	11.72	11.13	1.24
子宫体及子宫部位不明	C54-55	776	7.93	0.00	0.00	0.00	0.00	0.00	0.00	0.37	1.39	2.59	4.63	10.72	19.58	19.09	21.41	24.10	15.54	14.05	21.93	12.36	4.26	5.23	5.14	0.60
卵巢	C56	553	5.65	0.00	0.25	0.21	0.00	0.55	0.97	1.85	2.53	2.72	3.57	6.82	10.33	11.97	12.37	15.09	13.96	19.03	17.05	5.49	3.04	3.98	3.77	0.41
前列腺	C61	0	0.00	0.00	0.00	0.00	0.00	0.00	0.00	0.00	0.00	0.00	0.00	0.00	0.00	0.00	0.00	0.00	0.00	0.00	0.00	0.00	0.00	0.00	0.00	0.00
睾丸	C62	0	0.00	0.00	0.00	0.00	0.00	0.00	0.00	0.00	0.00	0.00	0.00	0.00	0.00	0.00	0.00	0.00	0.00	0.00	0.00	0.00	0.00	0.00	0.00	0.00
肾及泌尿系统部位不明	C64-66, C68	262	2.68	0.00	0.25	0.00	0.00	0.00	0.00	0.00	0.00	0.41	0.93	1.34	2.54	5.00	7.38	8.79	11.73	13.14	26.80	10.98	1.44	1.64	1.65	0.19
膀胱	C67	205	2.09	0.00	0.00	0.21	0.00	0.00	0.00	0.12	0.00	0.27	0.13	0.37	0.76	3.03	4.43	7.43	10.78	17.22	25.17	16.47	1.13	1.24	1.21	0.14
脑、神经系统	C70-72	595	6.08	1.88	0.99	0.63	0.66	0.92	1.10	1.11	1.27	3.95	2.78	4.87	8.13	12.12	12.00	16.89	21.57	23.56	34.11	20.59	3.27	4.21	4.11	0.45
甲状腺	C73	508	5.19	0.00	0.00	0.00	0.22	0.55	0.83	2.59	5.19	5.85	7.27	9.14	9.40	11.21	9.23	6.08	6.66	3.62	7.31	0.00	2.79	4.13	3.67	0.37
淋巴瘤	C81-85, C88, C90, C96	211	2.16	0.94	0.49	0.63	1.10	0.37	0.00	0.37	0.38	0.54	1.06	2.44	2.03	4.70	3.51	6.76	7.29	11.33	12.18	5.49	1.16	1.48	1.47	0.16
白血病	C91-95	214	2.19	2.82	1.48	0.21	0.22	0.73	0.97	0.74	0.51	1.23	0.66	1.71	2.54	2.58	4.98	4.28	5.71	10.87	17.05	5.49	1.18	1.64	1.67	0.15
部位不明及其他	Other	949	9.70	0.94	2.22	0.63	0.22	0.55	1.61	1.61	2.66	3.40	4.23	9.02	12.19	16.67	23.26	29.28	31.08	40.78	54.41	60.41	5.21	6.46	6.41	0.69
恶性肿瘤	ALL	18204	186.01	6.57	7.40	3.38	3.52	4.58	8.42	18.03	38.26	59.08	87.89	162.42	230.94	316.67	426.76	555.49	681.89	869.06	1256.23	1190.28	100.00	120.30	117.42	13.02

附表 4 2019年陕西省城市肿瘤登记地区男女合计发病主要指标（1/10万）

部位	ICD-10	病例数	粗率(%)	年龄组(岁)																	构成(%)	中标率(1/10万)	世标率(1/10万)	累积率(0-74岁)(%)
				0~	1~	5~	10~	15~	20~	25~	30~	35~	40~	45~	50~	55~	60~	65~	70~	75~	80~	85+				
口腔和咽(除鼻咽外)	C00-10, C12-14	227	2.04	0.00	0.00	0.18	0.00	0.00	0.12	0.00	0.31	0.46	0.23	0.98	1.76	3.28	5.12	7.04	13.16	11.71	7.35	33.49	0.91	1.34	1.37	0.16
鼻咽	C11	95	0.85	0.00	0.00	0.00	0.18	0.16	0.00	0.00	0.00	0.69	0.46	0.76	1.32	1.78	1.65	2.77	3.76	1.74	5.88	6.98	0.38	0.58	0.57	0.07
食管	C15	2080	18.69	0.00	0.00	0.18	0.18	0.00	0.37	0.31	0.42	0.58	1.73	5.35	14.89	23.38	52.51	80.65	102.45	129.71	165.41	203.76	8.38	11.81	11.97	1.41
胃	C16	2890	25.97	0.00	0.00	0.00	0.37	0.00	0.00	1.13	1.15	3.36	4.60	10.81	21.50	41.16	76.28	96.66	130.96	175.25	200.69	267.96	11.64	16.59	16.71	1.94
结直肠、肛门	C18-21	2091	18.79	0.00	0.22	0.18	0.00	0.16	0.00	0.51	2.09	3.01	4.14	8.95	15.88	28.44	40.78	66.36	91.79	122.76	192.61	234.46	8.42	12.03	11.97	1.31
肝脏	C22	2336	20.99	0.00	0.22	0.18	0.18	0.00	0.37	0.92	2.51	5.79	11.85	18.01	24.81	38.56	51.68	61.45	87.41	101.94	152.17	209.34	9.41	13.85	13.72	1.52
胆囊及其他	C23-24	766	6.88	0.78	0.00	0.00	0.00	0.00	0.00	0.10	0.52	0.23	1.50	2.62	5.18	7.52	15.85	22.19	33.21	53.79	84.54	101.88	3.09	4.31	4.31	0.45
胰腺	C25	811	7.29	0.00	0.00	0.18	0.37	0.00	0.00	0.10	0.31	0.81	0.81	4.47	4.96	10.12	18.16	28.59	36.66	50.75	62.49	93.51	3.27	4.67	4.70	0.53
喉	C32	128	1.15	0.00	0.00	0.00	0.00	0.00	0.00	0.00	0.00	0.00	0.23	0.22	0.77	1.37	4.29	2.99	6.89	7.81	13.23	11.16	0.52	0.72	0.73	0.08
气管、支气管、肺	C33-34	5663	50.88	0.00	0.00	0.18	0.00	0.00	0.37	0.72	2.93	4.63	8.28	19.43	40.47	92.17	136.22	209.95	260.03	327.52	427.11	443.81	22.82	32.37	32.51	3.88
其他胸腔器官	C37-38	97	0.87	0.00	0.00	0.00	0.00	0.00	0.00	0.10	0.10	0.12	0.35	0.65	1.10	1.64	2.64	2.56	3.76	4.34	5.88	6.98	0.39	0.57	0.57	0.07
骨	C40-41	215	1.93	0.00	0.44	0.18	0.18	0.00	0.25	0.31	0.10	0.93	0.81	1.53	1.87	2.60	4.46	4.69	8.15	9.98	19.85	19.54	0.87	1.33	1.31	0.13
皮肤黑色素瘤	C43	21	0.19	1.52	0.00	0.00	0.00	0.00	0.00	0.00	0.00	0.00	0.12	0.22	0.00	0.00	0.50	0.64	0.94	0.87	1.47	4.19	0.08	0.12	0.13	0.01
乳房	C50	1400	25.78	0.00	0.00	0.00	0.00	0.00	0.00	1.95	9.25	15.84	24.09	40.11	49.47	56.75	59.43	63.44	57.66	54.44	76.19	62.20	5.84	17.94	17.03	1.90
子宫颈	C53	814	14.99	0.00	0.00	0.00	0.00	0.00	0.00	1.95	7.57	9.22	13.36	26.36	29.32	37.37	39.29	29.63	23.18	27.62	31.04	17.42	3.33	10.62	9.99	1.09
子宫体及子宫部位不明	C54-55	385	7.09	0.00	0.00	0.00	0.00	0.00	0.52	0.65	1.05	2.60	5.01	8.34	16.95	20.21	16.84	21.70	14.86	12.19	16.93	14.93	1.56	4.71	4.63	0.54
卵巢	C56	331	6.09	0.00	0.46	0.00	0.00	0.70	0.52	2.60	2.31	3.07	3.10	7.89	10.31	12.46	14.86	16.69	15.46	20.31	19.75	4.98	1.38	4.29	4.08	0.45
前列腺	C61	453	7.95	0.00	1.54	0.74	0.00	0.00	0.00	0.20	1.46	1.97	3.45	1.27	0.85	4.05	9.58	26.63	47.69	82.83	142.73	263.80	1.86	5.18	5.29	0.45
睾丸	C62	18	0.32	1.52	0.00	0.00	0.00	0.00	0.00	0.78	0.83	1.14	0.00	0.00	0.21	0.00	0.33	0.00	0.00	0.00	3.07	0.00	0.07	0.32	0.26	0.02
肾及泌尿系统部位不明	C64-66, C68	474	4.26	0.00	0.44	0.18	0.00	0.00	0.12	0.00	0.21	0.93	1.50	2.73	4.30	8.75	11.89	13.44	20.68	20.82	39.70	22.33	1.91	2.77	2.77	0.33
膀胱	C67	474	4.26	0.00	0.22	0.00	0.18	0.00	0.25	0.21	0.21	0.93	0.46	1.42	2.43	5.06	8.75	14.30	25.38	25.59	54.40	71.18	1.91	2.70	2.70	0.30
脑、神经系统	C70-72	652	5.86	3.13	2.42	0.74	1.29	0.49	1.49	1.44	1.46	1.97	3.45	6.00	6.84	10.80	13.37	17.28	21.30	20.39	32.35	32.10	2.63	4.23	4.24	0.45
甲状腺	C73	470	4.22	0.00	0.00	0.00	0.00	0.49	0.50	2.46	5.12	5.91	4.37	6.55	7.17	9.85	7.76	3.84	5.64	4.77	6.62	1.40	1.89	3.42	2.98	0.30
淋巴瘤	C81-85, C88, C90, C96	316	2.84	0.00	0.44	0.92	0.18	0.49	0.25	0.42	0.21	0.81	1.50	1.86	3.09	4.38	7.10	10.88	8.15	18.65	19.85	13.96	1.27	1.97	1.96	0.20
白血病	C91-95	310	2.79	3.13	0.00	0.74	0.37	0.82	0.87	0.82	0.94	1.27	1.27	1.42	3.20	5.06	6.11	5.12	9.40	13.01	18.38	16.75	1.25	2.08	2.19	0.20
部位不明及其他	Other	1219	10.95	0.00	2.42	1.11	0.55	0.82	0.75	1.23	2.93	3.59	4.83	8.84	11.91	17.78	25.43	36.49	43.55	50.75	80.13	93.51	4.91	7.51	7.48	0.81
恶性肿瘤所有部位合计	ALL	24820	223.00	7.81	8.60	4.79	3.86	4.10	6.97	14.57	32.41	51.77	74.79	144.07	225.73	380.16	562.70	771.33	997.83	1256.71	1737.86	2062.72	100.00	146.75	145.78	16.42

附表 5 2019年陕西省城市肿瘤登记地区男性发病主要指标（1/10万）

部位	ICD-10	病例数	粗率(%)	0~	1~	5~	10~	15~	20~	25~	30~	35~	40~	45~	50~	55~	60~	65~	70~	75~	80~	85+	构成(%)	中标率(1/10万)	世标率(1/10万)	累积率(0~74岁)(%)
口腔和咽（除鼻咽外）	C00-10, C12-14	151	2.65	0.00	0.00	0.35	0.00	0.00	0.00	0.00	0.21	0.23	0.22	1.48	2.76	5.41	8.26	10.04	15.24	15.82	7.67	44.50	1.07	1.79	1.87	0.22
鼻咽	C11	61	1.07	0.00	0.00	0.00	0.00	0.00	0.00	0.00	0.00	1.14	0.67	1.06	1.70	2.16	1.98	4.37	5.30	1.86	6.14	6.36	0.43	0.77	0.74	0.09
食管	C15	1432	25.13	0.00	0.00	0.00	0.00	0.00	0.00	0.20	0.42	0.45	1.56	6.99	20.41	36.76	80.59	115.25	145.06	180.56	227.15	273.34	10.19	16.67	16.96	2.04
胃	C16	2051	35.99	0.00	0.00	0.00	0.69	0.00	0.00	1.37	0.62	3.41	5.78	16.09	29.56	59.19	116.26	148.43	202.69	256.88	254.77	394.11	14.60	24.19	24.54	2.92
结直肠、肛门	C18-21	1122	19.69	0.00	0.43	0.35	0.00	0.31	0.00	0.39	2.70	3.63	3.56	9.95	19.14	32.43	43.60	71.59	100.68	129.37	208.73	289.23	7.98	13.29	13.29	1.44
肝脏	C22	1595	27.99	1.52	0.00	0.35	0.00	0.00	0.00	1.56	3.54	8.40	19.79	29.00	37.00	55.95	75.96	107.97	140.54	178.03	279.69	0	11.35	19.35	19.13	2.08
胆囊及其他	C23-24	295	5.18	0.00	0.00	0.35	0.00	0.00	0.00	0.00	0.83	0.91	2.22	1.27	5.72	5.68	11.23	18.77	32.46	42.81	55.25	98.53	2.10	3.50	3.53	0.38
胰腺	C25	462	8.11	0.00	0.00	0.00	0.00	0.00	0.00	0.00	0.21	0.00	1.11	5.72	6.38	12.70	22.79	31.87	45.71	59.57	59.86	104.89	3.29	5.48	5.54	0.64
喉	C32	116	2.04	0.00	0.00	0.00	0.00	0.31	0.00	0.00	0.00	0.00	0.22	0.42	0.85	2.70	7.93	5.68	13.91	15.82	24.56	22.25	0.83	1.36	1.38	0.16
气管、支气管、肺	C33-34	3984	69.91	0.00	0.00	0.00	0.00	0.00	0.00	0.59	4.16	5.68	9.56	22.86	52.74	128.65	213.03	314.75	413.33	479.31	547.92	622.95	28.35	46.86	47.30	5.83
其他胸腔器官	C37-38	66	1.16	0.00	0.00	0.00	0.00	0.00	0.00	0.20	0.00	0.23	0.44	1.27	1.49	1.89	3.96	4.37	5.30	4.65	7.67	6.36	0.47	0.80	0.79	0.10
骨	C40-41	100	1.75	0.00	0.43	0.00	0.69	0.00	0.00	0.39	0.21	0.91	0.44	1.69	2.34	2.16	4.95	3.49	7.29	7.45	16.88	28.61	0.71	1.23	1.24	0.12
皮肤黑色素瘤	C43	8	0.14	1.52	0.00	0.00	0.00	0.00	0.00	0.00	0.00	0.00	0.00	0.21	0.00	0.00	0.66	0.44	1.32	0.93	0.00	3.18	0.06	0.10	0.10	0.01
乳房	C50	49	0.86	0.00	0.00	0.00	0.00	0.00	0.00	0.00	0.00	0.23	0.67	0.64	0.85	2.43	1.65	3.49	2.65	7.45	0.00	3.18	0.35	0.59	0.60	0.06
子宫颈	C53	0	0.00	0.00	0.00	0.00	0.00	0.00	0.00	0.00	0.00	0.00	0.00	0.00	0.00	0.00	0.00	0.00	0.00	0.00	3.07	0.00	0.00	0.00	0.00	0.00
子宫体及子宫部位不明	C54-55	0	0.00	0.00	0.00	0.00	0.00	0.00	0.00	0.00	0.00	0.00	0.00	0.00	0.00	0.00	0.00	0.00	0.00	0.00	0.00	0.00	0.00	0.00	0.00	0.00
卵巢	C56	0	0.00	0.00	0.00	0.00	0.00	0.00	0.00	0.00	0.00	0.00	0.00	0.00	0.00	0.00	0.00	0.00	0.00	0.00	0.00	0.00	0.00	0.00	0.00	0.00
前列腺	C61	453	7.95	0.00	0.00	0.00	0.00	0.00	0.00	0.20	0.00	0.00	0.00	1.27	0.00	4.05	9.58	26.63	47.69	82.83	142.73	263.80	3.22	5.18	5.29	0.45
睾丸	C62	18	0.32	1.52	0.43	0.00	0.00	0.00	0.43	0.20	0.83	0.91	0.44	1.69	0.21	0.00	0.33	0.00	0.00	0.00	3.07	0.00	0.13	0.32	0.26	0.02
肾及泌尿系统部位不明	C64-66, C68	288	5.05	0.00	0.00	0.00	0.00	0.00	0.00	0.00	0.42	1.14	2.22	3.39	5.32	12.16	13.87	17.03	24.51	25.13	41.44	31.78	2.05	3.44	3.43	0.40
膀胱	C67	350	6.14	0.00	0.43	0.00	0.00	0.00	0.00	0.39	0.42	1.36	0.89	2.54	3.83	7.30	11.89	22.70	37.76	33.51	85.95	133.49	2.49	4.12	4.17	0.45
脑、神经系统	C70-72	327	5.74	3.03	2.13	1.05	2.08	0.00	0.43	1.95	1.87	1.14	3.56	6.99	5.32	9.46	15.52	18.77	19.87	14.89	30.70	47.68	2.33	4.35	4.44	0.46
甲状腺	C73	125	2.19	0.00	0.00	0.00	0.00	0.62	0.00	1.95	2.29	1.63	1.33	3.60	4.04	5.14	3.30	0.87	1.99	6.51	1.53	3.18	0.89	1.82	1.58	0.15
淋巴瘤	C81-85, C88, C90, C96	186	3.26	0.00	0.43	1.05	0.00	0.93	0.00	0.00	0.62	1.36	2.22	1.69	3.62	4.05	12.16	13.87	11.26	22.34	23.02	22.25	1.32	2.34	2.36	0.25
白血病	C91-95	167	2.93	3.03	2.56	1.05	0.69	0.62	0.48	0.39	0.42	1.36	2.00	1.48	3.19	6.49	5.95	5.68	12.59	13.96	10.74	25.43	1.19	2.27	2.39	0.23
部位不明及其他	Other	619	10.86	0.00	2.98	1.75	0.35	0.62	0.48	0.98	2.29	3.72	4.89	7.20	10.21	14.32	28.73	41.47	53.65	56.77	92.09	104.89	4.41	7.71	7.79	0.86
恶性肿瘤合计	ALL	14052	246.58	9.09	9.80	6.31	4.16	3.42	5.25	11.71	23.30	33.60	62.69	127.00	214.78	411.62	693.91	956.47	1312.20	1601.75	2032.05	2812.83	100.00	167.85	169.06	19.41

附表6 2019年陕西省城市肿瘤登记地区女性发病主要指标（1/10万）

部位	ICD-10	病例数	粗率(1/10万)	0~	1~	5~	10~	15~	20~	25~	30~	35~	40~	45~	50~	55~	60~	65~	70~	75~	80~	85+	构成(%)	中标率(1/10万)	世标率(1/10万)	累积率(0~74岁)(%)
口腔和咽（除鼻咽外）	C00-10,C12-14	76	1.40	0.00	0.00	0.00	0.00	0.00	0.26	0.00	0.42	0.71	0.24	0.45	0.69	1.11	1.98	4.17	11.29	8.12	7.05	24.88	0.71	0.89	0.88	0.11
鼻咽	C11	34	0.63	0.00	0.00	0.00	0.00	0.35	0.00	0.00	0.00	0.24	0.24	0.45	0.92	1.38	1.32	1.25	2.38	1.62	5.64	7.46	0.32	0.40	0.41	0.04
食管	C15	648	11.93	0.00	0.00	0.00	0.39	0.00	0.78	0.43	0.42	0.71	1.91	3.61	8.93	9.69	24.43	47.58	64.20	85.31	108.65	149.29	6.02	7.21	7.24	0.82
胃	C16	839	15.45	0.00	0.00	0.39	0.00	0.00	0.00	0.87	1.68	3.31	3.34	5.18	12.83	22.70	36.32	47.16	66.58	104.00	150.97	169.20	7.79	9.38	9.27	1.00
结直肠、肛门	C18-21	969	17.84	0.00	0.00	0.00	0.00	0.00	0.52	0.65	1.47	2.36	4.77	7.89	12.37	24.36	37.97	61.35	83.82	117.00	177.78	191.59	9.00	10.83	10.73	1.19
肝脏	C22	741	13.64	0.00	0.46	0.00	0.00	0.00	0.26	0.22	1.47	3.07	3.34	6.31	11.68	20.76	27.40	47.58	68.96	68.25	128.40	154.27	6.88	8.37	8.35	0.96
胆囊及其他	C23-24	471	8.67	0.00	0.00	0.00	0.00	0.00	0.00	0.22	0.21	0.24	0.72	4.06	7.79	9.41	20.47	25.46	33.88	63.37	111.47	104.50	4.37	5.10	5.07	0.51
胰腺	C25	349	6.43	0.00	0.00	0.00	0.00	0.00	0.00	0.22	0.42	0.71	0.48	3.15	3.44	7.47	13.54	25.46	28.53	43.06	64.90	84.60	3.24	3.90	3.90	0.42
喉	C32	12	0.22	0.00	0.00	0.00	0.00	0.00	0.00	0.00	0.00	0.00	0.24	0.00	0.69	0.00	0.66	0.42	0.59	0.81	2.82	2.49	0.11	0.13	0.13	0.01
气管、支气管、肺	C33-34	1679	30.91	0.00	0.00	0.00	0.00	0.00	0.00	0.87	1.68	3.55	6.92	15.77	27.26	54.81	59.43	109.77	122.46	195.00	316.06	303.56	15.59	18.66	18.51	2.01
其他胸腔器官	C37-38	31	0.57	0.00	0.00	0.00	0.00	0.00	0.00	0.00	0.21	0.00	0.24	0.00	0.69	1.38	1.32	0.83	2.38	4.06	4.23	7.46	0.29	0.34	0.34	0.04
骨	C40-41	115	2.12	0.00	0.00	0.00	0.39	0.00	0.26	0.22	0.42	0.95	1.19	1.35	1.37	3.04	3.96	5.84	8.92	12.19	22.58	12.44	1.07	1.43	1.39	0.14
皮肤黑色素瘤	C43	13	0.24	0.00	0.00	0.00	0.00	0.00	0.00	0.00	0.00	0.00	0.24	0.23	0.00	0.55	0.33	0.83	0.59	0.81	2.82	4.98	0.12	0.14	0.15	0.01
乳房	C50	1400	25.78	0.00	0.00	0.00	0.00	0.00	1.30	1.95	9.25	15.84	24.09	40.11	49.47	56.75	59.43	63.44	57.66	54.44	76.19	62.20	13.00	17.94	17.03	1.90
子宫颈	C53	814	14.99	0.00	0.00	0.00	0.00	0.00	0.52	1.95	7.57	9.22	13.36	26.36	29.32	37.37	39.29	29.63	23.18	27.62	31.04	17.42	7.56	10.62	9.99	1.09
子宫体及子宫部位不明	C54-55	385	7.09	0.00	0.00	0.00	0.00	0.00	0.00	0.65	1.05	2.60	5.01	8.34	16.95	20.21	16.84	21.70	14.86	12.19	16.93	14.93	3.58	4.71	4.63	0.54
卵巢	C56	331	6.09	0.00	0.46	0.00	0.00	0.70	0.52	2.60	2.31	3.07	3.10	7.89	10.31	12.46	14.86	16.69	15.46	20.31	19.75	4.98	3.07	4.29	4.08	0.45
前列腺	C61	0	0.00	0.00	0.00	0.00	0.00	0.00	0.00	0.00	0.00	0.00	0.00	0.00	0.00	0.00	0.00	0.00	0.00	0.00	0.00	0.00	0.00	0.00	0.00	0.00
睾丸	C62	0	0.00	0.00	0.00	0.00	0.00	0.00	0.00	0.00	0.00	0.00	0.00	0.00	0.00	0.00	0.00	0.00	0.00	0.00	0.00	0.00	0.00	0.00	0.00	0.00
肾及泌尿系统部位不明	C64-66,C68	186	3.42	0.00	0.46	0.00	0.00	0.00	0.00	0.22	0.21	0.47	0.72	2.03	3.21	5.26	9.90	10.02	17.24	17.06	38.10	14.93	1.73	2.12	2.12	0.25
膀胱	C67	124	2.28	0.00	0.00	0.00	0.00	0.00	0.00	0.22	0.00	0.47	0.00	0.23	0.92	2.77	5.61	6.26	14.27	18.69	25.40	22.39	1.15	1.36	1.34	0.15
脑、神经系统	C70-72	325	5.98	3.23	0.91	0.39	0.39	1.04	1.30	0.87	1.05	2.84	3.34	4.96	8.47	12.18	11.23	15.86	22.59	25.19	33.86	19.91	3.02	4.10	4.05	0.44
甲状腺	C73	345	6.35	0.00	0.00	0.00	0.00	0.35	0.78	3.03	7.99	8.27	7.63	9.69	10.54	14.67	12.22	6.68	8.92	3.25	11.29	0.00	3.20	5.06	4.42	0.45
淋巴瘤	C88, C90, C96	130	2.39	0.00	0.46	0.78	0.00	0.00	0.00	0.43	0.21	0.71	1.43	2.03	2.52	4.71	3.96	9.18	5.35	15.44	16.93	7.46	1.21	1.61	1.59	0.16
白血病	C91-95	143	2.63	3.23	2.28	0.39	0.39	1.04	0.00	0.87	0.42	1.65	0.48	1.35	3.21	3.60	6.27	4.59	6.54	12.19	25.40	9.95	1.33	1.91	1.99	0.17
部位不明及其他恶性肿瘤	Other	600	11.05	0.00	1.83	0.39	0.39	1.04	1.04	1.51	3.57	4.49	4.77	10.59	13.74	21.31	22.12	31.72	34.48	45.50	69.14	84.60	5.57	7.39	7.24	0.76
所有部位合计	ALL	10768	198.25	6.45	7.31	3.11	3.53	4.88	8.86	17.74	41.61	65.48	87.78	162.24	237.52	347.95	431.52	594.32	715.71	955.49	1467.41	1475.49	100.00	128.02	124.95	13.65

附表 7 2019 年陕西省农村肿瘤登记地区男女合计发病主要指标(1/10 万)

部位	ICD-10	病例数	粗率 (%)	年龄组(岁)																	构成 (%)	中标率 (1/10万)	世标率 (1/10万)	累积率(0-74岁) (%)
				0~	1~	5~	10~	15~	20~	25~	30~	35~	40~	45~	50~	55~	60~	65~	70~	75~	80~	85+				
口腔和咽（除鼻咽外）	C00-10, C12-14	154	1.71	0.00	0.00	0.22	0.00	0.00	0.14	0.55	0.00	0.78	0.72	0.78	2.49	2.64	2.86	7.39	7.95	7.43	13.25	6.97	0.89	1.14	1.11	0.13
鼻咽	C11	89	0.99	0.00	0.26	0.00	0.23	0.00	0.00	0.55	0.47	0.31	1.72	1.68	1.52	1.65	1.23	2.22	3.46	1.59	2.04	3.48	0.51	0.75	0.71	0.08
食管	C15	1560	17.36	0.00	0.00	0.00	0.00	0.36	0.00	0.00	0.16	0.62	1.87	3.88	11.06	15.33	49.90	79.60	107.14	120.93	165.16	118.41	9.00	10.75	10.77	1.35
胃	C16	2186	24.32	0.00	0.00	0.00	0.00	0.00	0.42	0.97	0.16	1.56	4.02	9.70	20.74	37.92	70.56	97.10	129.25	147.45	188.61	163.68	12.61	15.25	15.26	1.87
结直肠、肛门	C18-21	1198	13.33	0.00	0.00	0.00	0.00	0.00	0.00	0.97	2.02	3.42	5.89	10.48	13.14	17.81	37.63	44.85	64.97	70.01	94.81	88.81	6.91	8.70	8.53	1.01
肝脏	C22	1922	21.38	0.00	0.77	0.22	0.00	0.18	0.28	1.39	2.18	5.29	9.48	19.79	28.48	40.56	58.29	66.29	77.07	101.30	141.71	114.93	11.08	14.04	13.77	1.56
胆囊及其他	C23-24	540	6.01	0.00	0.00	0.00	0.00	0.00	0.00	0.00	4.20	0.47	1.44	2.07	5.12	5.61	16.16	18.98	39.05	46.14	54.03	47.02	3.11	3.78	3.72	0.45
胰腺	C25	494	5.50	0.00	0.00	0.00	0.00	0.00	0.00	0.14	0.62	0.31	0.72	2.59	4.70	7.75	13.09	27.85	27.65	33.94	44.86	33.08	2.85	3.43	3.42	0.42
喉	C32	78	0.87	0.00	0.00	0.22	0.00	0.00	0.00	0.00	0.16	0.00	0.14	0.65	0.28	1.81	2.25	3.70	4.49	6.36	4.08	3.48	0.45	0.56	0.56	0.07
气管、支气管、肺	C33-34	3915	43.56	0.00	0.00	0.00	0.00	0.18	0.14	1.39	1.86	4.05	5.75	18.76	38.72	68.75	125.57	187.05	227.40	268.90	311.96	242.04	22.58	27.27	27.29	3.40
其他胸腔器官	C37-38	68	0.76	0.00	0.00	0.00	0.46	0.00	0.00	0.28	0.47	0.31	0.29	1.03	0.83	1.48	1.64	1.23	2.07	1.59	7.14	5.22	0.39	0.57	0.55	0.05
骨	C40-41	163	1.81	0.00	0.00	0.00	0.23	0.54	0.28	0.42	0.78	0.78	1.15	1.42	1.38	2.64	3.89	6.16	7.26	9.55	13.25	1.74	0.94	1.31	1.25	0.14
皮肤黑色素瘤	C43	16	0.18	0.00	0.00	0.00	0.00	0.00	0.00	0.00	0.00	0.00	0.29	0.13	0.41	0.49	0.20	0.49	0.00	1.06	0.00	0.00	0.09	0.13	0.12	0.01
乳房	C50	886	20.34	0.00	0.00	0.00	0.00	0.39	0.88	3.17	8.29	12.52	27.27	40.59	42.16	38.50	53.17	46.00	30.60	19.46	15.30	15.31	5.24	14.61	13.79	1.52
子宫颈	C53	836	19.20	0.00	0.00	0.00	0.00	0.88	0.88	2.01	4.47	9.95	16.30	29.18	38.17	46.86	44.37	42.58	50.31	49.17	32.52	30.63	4.82	13.01	12.47	1.43
子宫体及子宫部位不明	C54-55	391	8.98	0.00	0.00	0.00	0.00	0.00	0.00	0.00	1.86	2.57	4.15	13.53	23.07	17.74	27.21	26.92	16.32	16.39	28.70	9.19	2.25	5.89	5.77	0.67
卵巢	C56	222	5.10	0.00	0.00	0.46	0.00	0.00	0.00	0.86	2.87	2.25	4.15	5.57	9.69	11.38	9.21	13.21	12.24	17.41	13.39	6.13	1.28	3.58	3.38	0.37
前列腺	C61	207	4.47	0.00	0.00	0.00	0.00	0.00	0.00	0.00	1.86	0.00	0.00	0.27	0.27	1.62	8.00	15.89	32.33	58.29	74.21	64.57	1.19	2.89	2.80	0.29
睾丸	C62	13	0.28	0.00	0.00	0.00	0.46	0.54	0.84	0.27	0.00	0.00	0.00	0.76	0.97	0.97	0.00	0.50	0.70	1.10	0.00	0.00	0.07	0.23	0.20	0.02
肾及泌尿系统部位不明	C64-66, C68	192	2.14	1.07	0.00	0.00	0.00	0.00	0.00	0.00	0.16	0.62	1.01	0.91	2.35	5.61	5.11	8.87	8.64	9.55	11.21	8.71	1.11	1.39	1.38	0.17
膀胱	C67	354	3.94	0.00	0.00	0.00	0.00	0.00	0.00	0.42	0.16	0.78	0.86	1.16	2.63	5.61	7.36	16.76	20.39	30.23	38.74	33.08	2.04	2.48	2.43	0.28
脑、神经系统	C70-72	547	6.09	1.07	1.02	0.00	1.62	0.89	0.84	2.36	1.86	3.59	2.73	6.47	7.88	11.54	12.07	19.22	17.63	20.68	27.53	20.90	3.15	4.52	4.39	0.46
甲状腺	C73	212	2.36	0.00	0.00	0.00	0.23	0.54	0.84	0.97	1.09	1.87	4.17	5.04	4.56	4.29	3.68	3.20	3.11	3.18	3.06	0.00	1.22	1.85	1.70	0.17
淋巴瘤	C81-85, C88, C90, C96	192	2.14	1.07	1.28	0.22	1.39	1.25	0.14	0.42	0.31	0.47	0.72	3.23	2.63	5.77	4.29	3.70	9.33	9.02	7.14	3.48	1.11	1.48	1.52	0.16
白血病	C91-95	189	2.10	1.07	2.56	0.43	0.00	0.00	0.00	0.55	1.09	0.47	0.72	2.07	2.35	2.31	4.70	5.91	7.60	8.49	6.12	0.00	1.09	1.69	1.77	0.17
部位不明及其他	Other	694	7.72	3.20	2.04	0.87	1.95	0.18	0.28	1.66	1.24	2.49	3.30	6.34	7.88	13.52	18.41	31.05	30.76	37.66	34.66	36.57	4.00	5.21	5.23	0.60
恶性肿瘤																										
所有部位合计	ALL	17340	192.93	8.43	5.00	4.56	4.63	5.87	16.36	27.97	41.86	72.10	142.28	214.74	310.96	508.82	706.06	868.49	1017.27	1253.98	994.29	100.00	126.23	124.53	14.69

附表 8 2019 年陕西省农村肿瘤登记地区男性发病主要指标（1/10 万）

部位	ICD-10	病例数	粗率(%)	年龄组(岁)																构成(%)	中标率(1/10万)	世标率(1/10万)	累积率(0-74岁)(%)
				0-	1-	5-	10-	15-	20-	25-	30-	35-	40-	45-	50-	55-	60-	65-	70-	75-	80-	85+				
口腔和咽(除鼻咽外)	C00—10, C12—14	95	2.05	0.00	0.00	0.00	0.00	0.00	0.00	0.27	0.00	0.60	0.84	0.50	1.34	4.55	4.40	8.44	14.06	8.80	17.46	16.14	0.96	1.36	1.35	0.17
鼻咽	C11	58	1.25	0.00	0.00	0.00	0.43	0.00	0.00	0.27	0.61	0.30	1.67	2.27	2.15	1.95	0.80	2.98	7.03	3.30	2.18	4.04	0.59	0.95	0.91	0.10
食管	C15	1167	25.19	0.00	0.49	0.00	0.00	0.66	0.00	0.53	0.30	1.21	3.07	6.06	15.85	23.07	79.97	117.15	165.87	185.87	242.28	165.47	11.78	16.38	16.38	2.07
胃	C16	1618	34.92	0.00	0.00	0.00	0.00	0.00	0.27	0.80	1.52	2.42	6.13	14.89	33.32	59.46	104.76	157.36	189.07	212.26	268.47	197.76	16.34	22.70	22.77	2.85
结直肠、肛门	C18—21	633	13.66	0.00	0.00	0.00	0.00	0.00	0.27	1.07	2.42	4.53	6.13	14.89	13.44	18.19	36.79	49.15	68.88	67.09	113.50	96.86	6.39	9.34	9.10	1.07
肝脏	C22	1317	28.43	0.00	0.00	0.00	0.00	0.33	0.53	2.41	6.36	8.46	15.89	29.03	42.19	62.06	80.37	92.83	92.78	120.98	165.88	121.08	13.30	19.40	18.94	2.17
胆囊及其他	C23—24	199	4.30	0.00	0.00	0.00	0.00	0.00	0.00	0.00	0.00	0.00	1.39	0.76	4.57	4.87	11.60	15.39	28.11	36.29	43.65	24.22	2.01	2.78	2.74	0.33
胰腺	C25	278	6.00	0.00	0.00	0.00	0.00	0.00	0.00	0.00	0.30	0.00	0.84	2.52	5.37	9.42	15.99	33.76	29.52	39.59	43.65	32.29	2.81	3.89	3.90	0.49
喉	C32	66	1.42	0.00	0.00	0.41	0.00	0.00	0.00	0.00	0.00	0.00	0.28	1.01	0.54	3.57	2.80	7.45	8.43	11.00	6.55	0.00	0.67	0.94	0.93	0.12
气管、支气管、肺	C33—34	2810	60.65	0.00	0.00	0.00	0.00	0.33	0.00	1.34	2.42	4.53	8.08	24.23	54.82	93.90	185.53	289.41	335.96	395.93	429.99	326.90	28.37	39.43	39.56	5.00
其他胸腔器官	C37—38	40	0.86	0.00	0.00	0.00	0.00	0.00	0.27	0.00	0.61	0.60	0.00	1.26	1.34	1.62	0.80	1.49	3.51	1.10	10.91	4.04	0.40	0.70	0.63	0.06
骨	C40—41	87	1.88	0.00	0.00	0.41	0.43	0.00	0.27	0.53	1.21	0.91	1.11	1.51	1.61	2.92	5.20	6.45	4.92	9.90	15.28	0.00	0.88	1.43	1.33	0.14
皮肤黑色素瘤	C43	5	0.11	0.00	0.00	0.00	0.00	0.00	0.00	0.00	0.00	0.00	0.00	0.25	0.00	0.65	0.40	0.00	0.00	1.10	0.00	0.00	0.05	0.07	0.07	0.01
乳房	C50	22	0.47	0.00	0.00	0.00	0.00	0.00	0.27	0.27	0.61	0.91	0.00	0.76	0.81	0.32	0.80	2.98	2.81	1.10	4.37	0.00	0.22	0.32	0.31	0.04
子宫颈	C53	0	0.00	0.00	0.00	0.00	0.00	0.00	0.00	0.00	0.00	0.00	0.00	0.00	0.00	0.00	0.00	0.00	0.00	0.00	0.00	0.00	0.00	0.00	0.00	0.00
子宫体及子宫部位不明	C54—55	0	0.00	0.00	0.00	0.00	0.00	0.00	0.00	0.00	0.00	0.00	0.00	0.00	0.00	0.00	0.00	0.00	0.00	0.00	0.00	0.00	0.00	0.00	0.00	0.00
卵巢	C56	0	0.00	0.00	0.00	0.00	0.00	0.00	0.00	0.00	0.00	0.00	0.00	0.00	0.00	0.00	0.00	0.00	0.00	0.00	0.00	0.00	0.00	0.00	0.00	0.00
前列腺	C61	207	4.47	0.00	0.00	0.00	0.00	0.00	0.00	0.00	0.00	0.00	0.00	0.00	0.27	1.62	8.00	15.89	32.33	58.29	74.21	64.57	2.09	2.89	2.80	0.29
睾丸	C62	13	0.28	0.00	0.00	0.00	0.00	0.00	0.00	0.53	0.61	0.00	0.00	0.76	0.27	0.97	0.00	0.50	0.70	1.10	0.00	0.00	0.13	0.23	0.20	0.02
肾及泌尿系统部位不明	C64—66, C68	116	2.50	0.00	1.95	0.00	0.00	0.00	0.00	0.00	0.00	0.91	0.84	1.26	2.96	6.50	6.00	10.42	11.95	11.00	10.91	12.11	1.17	1.72	1.70	0.21
膀胱	C67	273	5.89	0.00	4.39	0.00	0.00	0.00	0.00	0.80	0.30	1.51	1.39	1.77	4.57	7.80	11.60	24.82	34.44	46.19	54.57	64.57	2.76	3.92	3.86	0.44
脑、神经系统	C70—72	277	5.98	0.97	0.00	2.86	0.00	1.00	0.80	3.21	2.12	2.42	3.34	8.08	8.06	11.05	11.20	20.35	14.76	19.80	19.64	20.18	2.80	4.64	4.54	0.46
甲状腺	C73	49	1.06	0.00	0.00	0.00	0.00	0.33	0.80	0.00	1.21	1.21	1.67	1.77	1.34	1.62	2.00	0.99	2.11	2.20	4.37	0.00	0.49	0.87	0.77	0.08
淋巴瘤	C88, C90, C96	111	2.40	1.95	0.00	0.82	0.86	1.99	1.07	0.53	1.52	0.60	0.84	3.53	3.76	6.82	5.60	3.47	9.14	12.10	8.73	4.04	1.12	1.66	1.71	0.18
白血病	C91—95	118	2.55	0.00	4.39	0.82	0.86	0.33	1.60	0.53	1.21	0.30	0.56	2.02	2.96	3.25	6.00	7.94	10.54	7.70	6.55	0.00	1.19	2.05	2.23	0.22
部位不明及其他恶性肿瘤	Other	345	7.45	0.00	1.46	0.00	0.00	0.00	0.00	1.60	1.21	3.02	3.07	5.55	5.64	15.92	12.40	35.74	34.44	40.69	34.92	44.39	3.48	5.17	5.13	0.60
所有部位合计	ALL	9904	213.77	0.00	9.26	5.31	5.59	5.64	4.00	14.44	23.03	33.83	57.13	122.92	207.17	342.13	592.97	904.97	1101.36	1293.37	1578.09	1198.64	100.00	142.83	141.88	17.14

147

附表9 2019年陕西省农村肿瘤登记地区女性发病主要指标（1/10万）

部位	ICD-10	病例数	粗率(1/10万)	0-	1-	5-	10-	15-	20-	25-	30-	35-	40-	45-	50-	55-	60-	65-	70-	75-	80-	85+	构成(%)	中标率(1/10万)	世标率(1/10万)	累积率(0-74岁)(%)
口腔和咽(除鼻咽外)	C00-10,C12-14	59	1.35	0.00	0.00	0.46	0.00	0.00	0.29	0.86	0.00	0.96	0.59	1.06	3.70	0.67	1.26	6.36	2.04	6.15	9.57	0.00	0.79	0.95	0.90	0.09
鼻咽	C11	31	0.71	0.00	0.00	0.00	0.00	0.00	0.00	0.86	0.32	C.32	1.78	1.06	0.85	1.34	1.67	1.47	0.00	0.00	1.91	3.06	0.42	0.54	0.51	0.05
食管	C15	393	9.02	0.00	0.00	0.00	0.00	0.00	0.59	0.00	0.32	0.00	0.59	1.59	5.98	7.36	18.42	42.58	50.31	60.44	97.56	82.70	5.29	5.24	5.25	0.63
胃	C16	568	13.04	0.00	0.54	0.00	0.00	0.00	0.00	1.15	2.55	0.64	1.78	4.24	7.41	15.73	34.75	37.68	71.39	87.07	118.61	137.83	7.64	7.86	7.79	0.89
结直肠、肛门	C18-21	565	12.97	0.00	0.54	0.00	0.00	0.00	0.59	0.86	1.91	2.25	5.63	7.69	12.82	17.41	38.51	40.62	61.19	72.73	78.43	110.26	7.60	8.07	7.97	0.94
肝脏	C22	605	13.89	0.00	1.61	0.00	0.00	0.00	0.00	0.86	1.91	1.93	2.67	10.08	13.96	18.41	35.16	40.13	61.87	82.98	120.52	110.26	8.14	8.53	8.49	0.94
胆囊及其他	C23-24	341	7.83	0.00	0.00	0.00	0.00	0.00	0.00	0.29	1.28	0.96	1.48	3.45	5.70	6.03	20.93	22.51	49.63	55.32	63.13	64.32	4.59	4.75	4.67	0.56
胰腺	C25	216	4.96	0.00	0.00	0.00	0.00	0.00	0.29	0.00	0.00	0.32	0.59	2.65	3.99	6.03	10.05	22.02	25.84	28.68	45.91	33.69	2.90	2.96	2.94	0.36
喉	C32	12	0.28	0.00	0.00	0.00	0.00	0.00	0.00	0.00	0.00	0.32	0.00	0.27	0.00	0.00	1.67	0.00	0.68	2.05	1.91	6.13	0.16	0.17	0.18	0.01
气管、支气管、肺	C33-34	1105	25.37	0.00	0.00	0.00	0.00	0.00	0.29	1.44	1.28	3.53	3.26	13.00	21.65	42.85	62.79	86.14	122.39	150.59	208.52	177.64	14.86	15.29	15.18	1.79
其他胸腔器官	C37-38	28	0.64	0.00	0.00	0.00	0.00	0.00	0.00	0.00	0.32	0.00	0.59	0.80	0.28	1.34	2.51	0.98	0.68	2.05	3.83	6.13	0.38	0.44	0.46	0.04
骨	C40-41	76	1.75	0.00	0.54	0.00	0.00	0.77	0.29	0.00	0.32	0.64	1.19	1.33	1.14	2.34	2.51	5.87	9.52	9.22	11.48	3.06	1.02	1.19	1.16	0.13
皮肤黑色素瘤	C43	11	0.25	0.00	0.00	0.00	0.00	0.00	0.00	0.00	0.00	0.00	0.59	0.00	0.85	0.33	0.00	0.98	0.00	1.02	0.00	0.00	0.15	0.20	0.17	0.02
乳房	C50	886	20.34	0.00	0.00	0.00	0.00	0.39	0.88	3.17	8.29	12.52	27.27	40.59	42.16	38.50	53.17	46.00	30.60	19.46	15.30	15.31	11.92	14.61	13.79	1.52
子宫颈	C53	836	19.20	0.00	0.00	0.00	0.00	0.00	0.88	2.01	4.47	9.95	16.30	29.18	38.17	46.86	44.37	42.58	50.31	49.17	32.52	30.63	11.24	13.01	12.47	1.43
子宫体及子宫部位不明	C54-55	391	8.98	0.00	0.00	0.00	0.00	0.00	1.47	0.00	1.91	2.57	4.15	13.53	23.07	17.74	27.21	26.92	16.32	16.39	28.70	9.19	5.26	5.89	5.77	0.67
卵巢	C56	222	5.10	0.00	0.00	0.46	0.00	0.00	0.00	0.86	2.87	2.25	4.15	5.57	9.69	11.38	9.21	13.21	12.24	17.41	13.39	6.13	2.99	3.58	3.38	0.37
前列腺	C61	0	0.00	0.00	0.00	0.00	0.00	0.00	0.00	0.00	0.00	0.00	0.00	0.00	0.00	0.00	0.00	0.00	0.00	0.00	0.00	0.00	0.00	0.00	0.00	0.00
睾丸	C62	0	0.00	0.00	0.00	0.00	0.00	0.00	0.00	0.00	0.00	0.00	0.00	0.00	0.00	0.00	0.00	0.00	0.00	0.00	0.00	0.00	0.00	0.00	0.00	0.00
肾及泌尿系统部位不明	C64-66, C68	76	1.75	0.00	0.00	0.00	0.00	0.00	0.59	0.00	0.00	0.00	1.19	0.53	1.71	4.69	4.19	7.34	5.44	8.20	11.48	6.13	1.02	1.06	1.06	0.13
膀胱	C67	81	1.86	0.00	0.00	0.00	0.00	0.00	0.00	0.29	0.00	0.00	0.30	0.53	0.57	3.35	2.93	8.81	6.80	15.37	24.87	9.19	1.09	1.08	1.05	0.12
脑、神经系统	C70-72	270	6.20	0.00	1.07	0.93	1.00	0.00	0.88	0.58	1.59	5.46	2.07	4.78	7.69	12.05	12.98	18.11	20.40	21.51	34.43	21.44	3.63	4.36	4.21	0.46
甲状腺	C73	163	3.74	0.00	0.00	0.00	0.50	0.77	0.88	1.73	0.96	2.57	6.82	8.49	7.98	7.03	5.44	5.38	4.08	4.10	1.91	0.00	2.19	2.88	2.67	0.26
淋巴瘤	C81-85, C88, C90, C96	81	1.86	2.24	0.54	0.46	0.00	0.00	0.29	0.29	0.64	0.32	0.59	2.92	1.42	4.69	2.93	3.92	9.52	6.15	5.74	3.06	1.09	1.31	1.33	0.15
白血病	C91-95	71	1.63	2.24	0.00	0.00	2.00	0.00	0.59	1.73	1.28	0.64	0.89	2.12	1.71	1.34	3.35	3.92	4.76	9.22	5.74	0.00	0.95	1.32	1.28	0.12
部位不明及其他恶性肿瘤	Other	349	8.01	2.24	2.69	0.93	0.00	0.00	0.59	0.58	1.93	1.93	3.56	7.16	10.25	11.05	24.70	26.43	27.20	34.83	34.43	30.63	4.69	5.27	5.38	0.60
所有部位合计	ALL.	7436	170.75	6.73	7.52	3.70	3.51	4.25	7.94	18.42	33.17	50.38	88.02	162.63	222.76	278.85	420.72	509.97	643.21	760.10	969.91	839.20	100.00	110.57	108.04	12.27

二、2019 年全省肿瘤登记地区恶性肿瘤死亡主要结果

附表10 2019 年陕西省肿瘤登记地区男女合计死亡主要指标（1/10 万）

部位	ICD-10	病例数	粗率(1/10万)	0~	1~	5~	10~	15~	20~	25~	30~	35~	40~	45~	50~	55~	60~	65~	70~	75~	80~	85+	构成(%)	中标率(1/10万)	世标率(1/10万)	累积率(0~74岁)(%)
口腔和咽(除鼻咽外)	C00~10,C12~14	269	1.34	0.00	0.00	0.00	0.00	0.00	0.00	0.00	0.13	0.13	0.32	0.36	0.86	2.09	3.29	3.89	5.26	11.69	8.97	27.89	0.92	0.84	0.86	0.08
鼻咽	C11	126	0.63	0.00	0.00	0.00	0.10	0.00	0.07	0.06	0.13	0.20	0.32	0.47	0.55	1.05	2.10	2.52	1.97	1.43	5.55	4.65	0.43	0.42	0.42	0.05
食管	C15	2875	14.29	0.00	0.00	0.00	0.00	0.09	0.13	0.12	0.50	1.33	1.09	2.49	7.30	15.32	33.25	62.10	84.63	115.97	146.94	174.31	9.82	8.87	8.91	1.04
胃	C16	4096	20.36	0.00	0.00	0.00	0.00	0.00	0.13	0.12	0.50	1.33	2.30	7.52	12.09	25.86	52.16	78.79	109.46	152.24	197.76	241.71	13.99	12.76	12.80	1.46
结直肠、肛门	C18~21	1879	9.34	0.00	0.12	0.00	0.00	0.09	0.26	0.65	0.88	0.86	1.92	3.79	6.44	10.61	18.09	26.76	52.26	63.24	112.76	172.76	6.42	5.85	5.87	0.61
肝脏	C22	3682	18.30	0.00	0.24	0.00	0.00	0.09	0.20	0.65	2.00	4.51	9.14	15.21	22.15	27.28	47.05	59.01	73.45	94.97	143.52	175.08	12.57	11.94	11.82	1.31
胆囊及其他	C23~24	994	4.94	0.00	0.12	0.00	0.00	0.00	0.00	0.00	0.38	0.27	0.57	1.48	2.76	5.01	10.05	16.81	27.11	42.48	63.22	69.72	3.39	3.07	3.04	0.32
胰腺	C25	1108	5.51	0.00	0.00	0.00	0.10	0.00	0.00	0.12	0.19	0.60	0.45	1.95	5.40	7.18	15.07	20.93	28.43	35.79	46.99	68.17	3.78	3.45	3.50	0.40
喉	C32	150	0.75	0.00	0.00	0.00	0.00	0.00	0.00	0.00	0.00	0.07	0.13	0.36	0.55	0.45	1.64	3.20	4.27	6.20	6.83	8.52	0.51	0.47	0.47	0.05
气管、支气管、肺	C33~34	7739	38.47	0.00	0.12	0.00	0.00	0.00	0.26	0.35	1.19	2.46	4.28	12.08	26.26	55.54	101.22	161.59	207.71	264.16	358.79	386.58	26.43	24.04	24.20	2.86
其他胸腔器官	C37~38	116	0.58	0.00	0.00	0.00	0.10	0.09	0.06	0.06	0.06	0.07	0.32	0.41	0.55	0.97	2.15	5.11	3.12	2.15	5.98	5.42	0.40	0.38	0.38	0.04
骨	C40~41	288	1.43	0.00	0.12	0.00	0.10	0.09	0.26	0.00	0.25	0.40	0.38	0.71	1.04	2.09	3.11	6.75	5.75	7.87	11.96	13.17	0.98	0.96	0.95	0.11
皮肤黑色素瘤	C43	24	0.12	0.00	0.00	0.00	0.00	0.00	0.00	0.00	0.00	0.00	0.13	0.12	0.12	0.22	0.00	0.46	0.66	0.24	0.00	3.10	0.08	0.08	0.08	0.01
乳房	C50	766	7.83	0.00	0.00	0.00	0.00	0.00	0.00	0.28	2.03	2.04	4.63	8.77	14.73	19.09	17.72	21.85	23.15	23.11	27.61	45.30	2.71	5.08	4.99	0.57
子宫颈	C53	666	6.81	0.00	0.00	0.00	0.00	0.00	0.00	0.00	1.01	2.04	3.30	6.70	10.41	14.70	16.61	16.67	25.06	38.97	33.29	19.22	2.27	4.35	4.21	0.48
子宫体及子宫部位不明	C54~55	256	2.62	0.00	0.00	0.00	0.00	0.00	0.00	0.00	0.38	0.14	0.79	2.44	2.67	6.36	7.38	10.59	8.88	7.25	18.68	12.36	0.87	1.62	1.63	0.20
膀胱	C56	304	3.11	0.00	0.00	0.00	0.00	0.00	0.00	0.37	0.25	1.09	1.85	1.83	5.46	6.67	7.75	10.14	13.32	9.97	15.43	6.86	1.04	2.00	1.96	0.24
前列腺	C61	362	3.50	0.00	0.00	0.00	0.00	0.00	0.00	0.00	0.12	0.00	0.00	0.35	0.24	0.59	5.61	5.11	20.80	37.30	78.40	136.91	1.24	2.25	2.31	0.16
睾丸	C62	9	0.09	0.00	0.00	0.00	0.00	0.00	0.11	0.00	0.00	0.00	0.00	0.35	0.00	0.30	0.18	0.00	0.00	0.50	0.00	1.78	0.03	0.06	0.06	0.00
肾及泌尿系统部位不明	C64~66, C68	320	1.59	0.00	0.00	0.00	0.00	0.09	0.00	0.00	0.13	0.00	0.19	0.59	0.86	2.39	3.93	5.37	9.70	10.98	17.51	17.82	1.09	0.99	1.00	0.12
膀胱	C67	399	1.98	0.00	0.00	0.00	0.00	0.00	0.00	0.00	0.13	0.00	0.19	0.36	0.92	1.79	2.56	5.49	10.68	15.99	31.61	51.13	1.36	1.20	1.22	0.11
脑、神经系统	C70~72	854	4.24	0.45	0.71	1.10	0.86	0.51	0.86	0.94	1.31	1.20	1.92	2.78	4.54	8.52	9.41	14.64	16.43	16.94	23.07	22.47	2.92	3.04	3.03	0.33
甲状腺	C73	105	0.52	0.00	0.00	0.00	0.00	0.17	0.00	0.00	0.19	0.20	0.00	0.47	0.37	1.05	1.10	1.94	1.97	3.34	4.27	1.55	0.36	0.36	0.34	0.04
淋巴瘤	C81~85, C88, C90, C96	294	1.46	0.00	0.12	0.00	0.00	0.17	0.07	0.18	0.19	0.27	0.45	0.77	1.47	2.32	3.11	5.15	6.57	11.22	10.68	10.85	1.00	0.96	0.94	0.10
白血病	C91~95	377	1.87	2.25	0.59	0.70	0.82	0.34	0.46	0.88	0.88	0.80	0.38	1.18	1.96	2.54	3.75	4.46	7.23	10.02	11.53	11.62	1.29	1.43	1.43	0.14
部位不明及其他恶性肿瘤	Other	1195	5.94	0.00	1.07	0.60	0.31	0.34	0.13	1.00	0.81	1.06	1.98	3.79	4.79	7.62	13.61	20.01	27.94	32.69	55.10	69.72	4.08	3.94	3.97	0.42
所有部位合计	ALL	29281	145.54	2.70	3.08	2.79	2.87	1.97	2.96	5.95	12.19	17.13	31.62	67.13	117.42	203.70	353.36	534.40	731.91	959.99	1350.61	1644.70	100.00	92.80	92.87	10.44

149

附表 11 2019 年陕西省肿瘤登记地区男性死亡主要指标（1/10 万）

部位	ICD-10	病例数	粗率 (%)	年龄组(岁) 0-	1-	5-	10-	15-	20-	25-	30-	35-	40-	45-	50-	55-	60-	65-	70-	75-	80-	85+	构成 (%)	中标率 (1/10万)	世标率 (1/10万)	累积率(0~74岁) (%)
口腔和咽（除鼻咽外）	C00-10, C12-14	179	1.73	0.00	0.00	0.19	0.00	0.00	0.00	0.00	0.12	0.13	0.49	0.58	1.07	2.95	5.06	4.88	6.14	17.64	10.81	42.67	0.97	1.14	1.19	0.11
鼻咽	C11	83	0.80	0.00	0.00	0.00	0.00	0.00	0.00	0.00	0.12	0.26	0.62	0.81	0.95	1.33	1.99	2.79	3.75	2.52	6.31	5.33	0.45	0.57	0.56	0.06
食管	C15	2157	20.88	0.00	0.00	0.00	0.19	0.00	0.13	0.00	0.99	0.26	2.10	3.91	11.51	25.52	53.36	97.33	128.22	175.43	205.46	277.38	11.73	13.73	13.86	1.62
胃	C16	2926	28.32	0.00	0.00	0.00	0.16	0.16	0.13	0.23	0.86	1.69	2.72	10.02	16.50	37.03	80.31	124.27	169.82	223.82	265.84	323.61	15.91	18.71	18.83	2.22
结直肠、肛门	C18-21	1030	9.97	0.00	0.23	0.00	0.00	0.00	0.13	0.90	1.36	1.30	2.10	4.72	6.41	12.54	19.72	33.22	53.20	69.57	127.06	215.15	5.60	6.64	6.70	0.68
肝脏	C22	2537	24.56	0.00	0.00	0.19	0.00	0.16	0.25	0.23	3.58	7.65	16.08	23.95	35.37	41.46	68.19	76.88	91.39	119.47	164.01	218.70	13.79	16.85	16.62	1.83
胆囊及其他	C23-24	390	3.77	0.00	0.00	0.00	0.00	0.00	0.00	0.00	0.25	0.39	0.74	0.92	2.37	3.69	8.50	13.47	24.21	36.80	43.25	51.56	2.12	2.51	2.47	0.27
胰腺	C25	619	5.99	0.00	0.23	0.00	0.00	0.16	0.00	0.00	0.25	0.52	0.62	2.07	6.29	9.00	18.27	23.69	31.71	41.84	44.16	83.57	3.37	3.94	4.04	0.46
喉	C32	138	1.34	0.00	0.00	0.00	0.00	0.00	0.00	0.00	0.00	0.13	0.25	0.58	0.71	0.89	3.26	6.27	8.18	12.10	12.62	17.78	0.75	0.90	0.90	0.10
气管、支气管、肺	C33-34	5593	54.13	0.00	0.00	0.00	0.00	0.00	0.25	0.34	1.85	3.24	5.57	15.31	36.21	80.56	153.02	258.30	321.23	393.71	474.90	552.98	30.41	35.65	36.01	4.38
其他胸腔器官	C37-38	76	0.74	0.00	0.00	0.00	0.16	0.16	0.00	0.11	0.13	0.13	0.62	0.35	1.07	1.33	1.63	2.09	4.43	2.02	7.21	7.11	0.41	0.51	0.51	0.06
骨	C40-41	167	1.62	0.00	0.00	0.00	0.00	0.00	0.25	0.00	0.49	0.52	0.62	0.92	1.78	2.21	4.52	7.43	5.46	6.55	13.52	19.56	0.91	1.13	1.13	0.12
皮肤黑色素瘤	C43	8	0.08	0.00	0.00	0.00	0.00	0.00	0.00	0.00	0.00	0.00	0.12	0.23	0.00	0.00	0.00	0.23	1.02	0.00	0.00	1.78	0.04	0.06	0.06	0.01
乳房	C50	28	0.27	0.00	0.00	0.00	0.00	0.00	0.00	0.00	0.12	0.00	0.12	0.58	0.47	0.44	0.18	0.93	1.36	1.51	0.90	1.78	0.15	0.19	0.18	0.02
子宫颈	C53	0	0.00	0.00	0.00	0.00	0.00	0.00	0.00	0.00	0.00	0.00	0.00	0.00	0.00	0.00	0.00	0.00	0.00	0.00	0.00	0.00	0.00	0.00	0.00	0.00
子宫体及子宫部位不明	C54-55	0	0.00	0.00	0.00	0.00	0.00	0.00	0.00	0.00	0.00	0.00	0.00	0.00	0.00	0.00	0.00	0.00	0.00	0.00	0.00	0.00	0.00	0.00	0.00	0.00
卵巢	C56	0	0.00	0.00	0.00	0.00	0.00	0.00	0.00	0.00	0.00	0.00	0.00	0.00	0.00	0.00	0.00	0.00	0.00	0.00	0.00	0.00	0.00	0.00	0.00	0.00
前列腺	C61	362	3.50	0.00	0.00	0.00	0.00	0.00	0.00	0.00	0.00	0.00	0.00	0.35	0.24	0.59	5.61	5.11	20.80	37.30	78.40	136.91	1.97	2.25	2.31	0.16
睾丸	C62	9	0.09	0.00	0.00	0.00	0.16	0.16	0.00	0.11	0.00	0.00	0.00	0.00	0.00	0.30	0.18	0.00	0.00	0.50	0.00	1.78	0.05	0.06	0.06	0.00
肾及泌尿系统部位不明	C64-66, C68	196	1.90	0.00	0.23	0.00	0.00	0.00	0.00	0.00	0.00	0.00	0.00	0.00	1.31	2.95	5.97	5.81	11.25	14.62	18.92	23.11	1.07	1.25	1.26	0.14
膀胱	C67	297	2.87	0.00	0.00	0.00	0.00	0.00	0.00	0.00	0.25	0.00	0.25	0.46	1.31	3.39	3.62	8.13	16.71	22.18	47.76	94.24	1.61	1.87	1.93	0.17
脑、神经系统	C70-72	463	4.48	0.00	0.91	1.13	1.34	0.16	1.01	1.13	1.97	1.30	2.47	3.57	4.75	9.15	11.40	17.19	14.66	16.13	22.53	19.56	2.52	3.34	3.31	0.36
甲状腺	C73	44	0.43	0.00	0.00	0.00	0.00	0.00	0.00	0.11	0.12	0.13	0.00	0.58	0.47	1.18	1.09	0.00	1.36	3.53	4.51	1.78	0.24	0.30	0.28	0.03
淋巴瘤	C81-85, C88, C90, C96	186	1.80	0.00	0.23	0.00	0.00	0.16	0.13	0.34	0.25	0.52	0.49	1.27	1.66	2.95	3.07	6.50	8.53	13.61	17.12	16.00	1.01	1.25	1.22	0.13
白血病	C91-95	226	2.19	1.73	0.91	0.94	0.58	0.64	0.50	1.24	0.86	0.78	0.49	1.15	2.26	3.84	3.62	6.04	10.91	13.11	9.91	10.67	1.23	1.70	1.71	0.17
部位不明及其他恶性肿瘤	Other	679	6.57	0.00	1.14	0.57	0.58	0.32	0.13	1.13	0.86	1.30	2.72	3.68	5.82	8.11	15.56	25.32	33.08	33.78	65.78	85.35	3.69	4.57	4.61	0.50
所有部位合计	ALL	18393	178.02	1.73	3.64	3.40	3.07	2.09	3.02	7.11	14.43	20.22	39.45	77.13	138.53	251.41	468.10	725.87	967.45	1257.75	1640.97	2208.35	100.00	119.12	119.74	13.62

附表12 2019年陕西省肿瘤登记地区女性死亡主要指标(1/10万)

部位	ICD-10	病例数	粗率(%)	年龄组(岁)																构成(%)	中标率(1/10万)	世标率(1/10万)	累积率(0~74岁)(%)
				0~	1~	5~	10~	15~	20~	25~	30~	35~	40~	45~	50~	55~	60~	65~	70~	75~	80~	85+				
口腔和咽(除鼻咽外)	C00-10, C12-14	90	0.92	0.00	0.00	0.00	0.00	0.00	0.00	0.37	0.13	0.14	0.13	0.12	0.63	1.21	1.48	2.93	4.44	6.34	7.31	16.47	0.83	0.56	0.56	0.06
鼻咽	C11	43	0.44	0.00	0.00	0.00	0.00	0.00	0.00	0.12	0.13	0.14	0.00	0.12	0.13	0.76	2.22	2.25	0.32	0.45	4.87	4.12	0.39	0.27	0.28	0.03
食管	C15	718	7.34	0.00	0.00	0.00	0.00	0.00	0.14	0.00	0.00	0.00	0.00	0.97	2.79	4.85	12.74	27.93	44.09	62.53	94.20	94.73	6.59	4.23	4.20	0.47
胃	C16	1170	11.96	0.00	0.00	0.00	0.00	0.00	0.41	0.37	1.01	0.95	1.85	4.87	7.36	14.39	23.44	34.69	53.60	87.90	136.42	178.47	10.75	7.06	7.03	0.71
结直肠、肛门	C18-21	849	8.68	0.00	0.00	0.00	0.00	0.00	0.14	0.49	0.38	0.41	1.72	2.80	6.47	8.64	16.43	20.50	51.38	57.54	99.88	140.03	7.80	5.10	5.11	0.55
肝脏	C22	1145	11.70	0.00	0.49	0.00	0.00	0.00	0.14	0.12	0.38	1.23	1.72	5.97	8.00	12.73	25.47	41.67	56.77	72.95	125.05	141.41	10.52	6.98	7.00	0.77
胆囊及其他	C23-24	604	6.17	0.00	0.00	0.00	0.00	0.00	0.14	0.00	0.51	0.14	0.40	2.07	3.17	6.36	11.63	20.05	29.81	47.58	81.20	83.75	5.55	3.60	3.56	0.37
胰腺	C25	489	5.00	0.00	0.00	0.00	0.00	0.00	0.00	0.25	0.13	0.68	0.26	1.83	4.44	5.30	11.81	18.25	25.37	30.36	49.53	56.29	4.49	2.98	2.99	0.34
喉	C32	12	0.12	0.00	0.00	0.00	0.00	0.00	0.00	0.00	0.00	0.00	0.00	0.12	0.38	0.00	0.00	0.23	0.63	0.91	1.62	1.37	0.11	0.07	0.07	0.01
气管、支气管、肺	C33-34	2146	21.93	0.00	0.00	0.00	0.00	0.00	0.28	0.37	0.51	1.63	2.91	8.65	15.62	29.85	48.36	67.80	102.13	147.71	254.17	258.10	19.71	12.93	12.90	1.39
其他胸腔器官	C37-38	40	0.41	0.00	0.25	0.00	0.00	0.00	0.00	0.00	0.13	0.00	0.13	0.49	0.00	0.61	1.11	0.90	1.90	2.27	4.87	4.12	0.37	0.26	0.26	0.03
骨	C40-41	121	1.24	0.00	0.00	0.00	0.00	0.00	0.28	0.00	0.25	0.27	0.13	0.49	0.25	1.97	1.66	6.08	6.03	9.06	10.56	8.24	1.11	0.79	0.78	0.09
皮肤黑色素瘤	C43	16	0.16	0.00	0.00	0.00	0.00	0.18	0.00	0.00	0.00	0.00	0.13	0.00	0.25	0.45	0.00	0.68	0.32	0.45	0.00	4.12	0.15	0.11	0.11	0.01
乳房	C50	766	7.83	0.00	0.00	0.00	0.00	0.00	0.28	0.37	2.03	2.04	4.63	8.77	14.73	19.09	17.72	21.85	23.15	23.11	27.61	45.30	7.04	5.08	4.99	0.57
子宫颈	C53	666	6.81	0.00	0.00	0.00	0.00	0.00	0.00	0.00	1.01	2.04	3.30	6.70	10.41	14.70	16.61	16.67	25.06	38.97	33.29	19.22	6.12	4.35	4.21	0.48
子宫体及子宫部位不明	C54-55	256	2.62	0.00	0.00	0.00	0.00	0.00	0.00	0.00	0.38	0.14	0.79	2.44	2.67	6.36	7.38	10.59	8.88	7.25	18.68	12.36	2.35	1.62	1.63	0.20
卵巢	C56	304	3.11	0.00	0.00	0.00	0.00	0.00	0.00	0.37	0.25	1.09	1.85	1.83	5.46	6.67	7.75	10.14	13.32	9.97	15.43	6.86	2.79	2.00	1.96	0.24
前列腺	C61	0	0.00	0.00	0.00	0.00	0.00	0.00	0.00	0.00	0.00	0.00	0.00	0.00	0.00	0.00	0.00	0.00	0.00	0.00	0.00	0.00	0.00	0.00	0.00	0.00
睾丸	C62	0	0.00	0.00	0.00	0.00	0.00	0.00	0.00	0.00	0.00	0.00	0.00	0.00	0.00	0.00	0.00	0.00	0.00	0.00	0.00	0.00	0.00	0.00	0.00	0.00
肾及泌尿系统部位不明	C64-66, C68	124	1.27	0.00	0.00	0.00	0.00	0.00	0.00	0.00	0.13	0.00	0.13	0.37	0.38	1.82	3.14	4.96	8.25	7.70	16.24	13.73	1.14	0.74	0.74	0.09
膀胱	C67	102	1.04	0.00	0.00	0.00	0.00	0.00	0.00	0.00	0.00	0.00	0.00	0.24	0.51	0.15	1.48	2.93	5.07	10.42	17.05	17.85	0.94	0.59	0.58	0.05
脑、神经系统	C70-72	391	4.00	0.94	0.49	1.06	1.10	0.92	0.69	0.74	0.63	1.09	1.32	1.95	4.32	7.88	7.38	12.16	18.08	17.67	23.55	24.71	3.59	2.73	2.74	0.30
甲状腺	C73	61	0.62	0.00	0.00	0.00	0.00	0.18	0.14	0.12	0.25	0.27	0.00	0.37	0.25	0.91	1.11	3.83	2.54	3.17	4.06	1.37	0.56	0.42	0.40	0.05
淋巴瘤	C81-85, C88, C90, C96	108	1.10	0.00	0.00	0.00	0.00	0.00	0.41	0.49	0.13	0.00	0.40	0.24	1.27	1.67	3.14	3.83	4.76	9.06	4.87	6.86	0.99	0.68	0.68	0.08
白血病	C91-95	151	1.54	2.82	0.25	0.00	1.10	0.00	0.14	0.86	0.89	0.82	0.26	1.22	1.65	1.21	3.88	2.93	3.81	7.25	12.99	12.36	1.39	1.16	1.15	0.10
部位不明及其他恶性肿瘤	Other	516	5.27	0.00	0.99	0.63	0.00	0.37	0.14	0.74	0.76	0.82	1.19	3.90	3.68	7.12	11.63	14.87	23.15	31.72	45.47	57.66	4.74	3.33	3.35	0.35
所有部位合计	ALL	10888	111.26	3.75	2.47	2.11	2.64	1.83	2.90	4.69	9.88	13.88	23.26	56.54	94.84	154.70	236.27	348.70	512.85	692.35	1088.95	1209.50	100.00	67.65	67.28	7.34

151

附表 13 2019年陕西省城市肿瘤登记地区男女合计死亡主要指标（1/10万）

部位	ICD-10	病例数	粗率(1/10万)	0~	1~	5~	10~	15~	20~	25~	30~	35~	40~	45~	50~	55~	60~	65~	70~	75~	80~	85+	构成(%)	中标率(1/10万)	世标率(1/10万)	累积率(0-74岁)(%)
口腔和咽（除鼻咽外）	C00~10,C12~14	164	1.47	0.00	0.00	0.18	0.00	0.00	0.00	0.00	0.10	0.12	0.12	0.33	0.66	2.87	3.96	3.41	5.33	14.32	7.35	41.87	0.98	0.91	0.96	0.09
鼻咽	C11	64	0.58	0.00	0.00	0.00	0.00	0.00	0.00	0.00	0.10	0.00	0.12	0.33	0.55	0.96	1.98	2.13	2.19	1.74	5.88	5.58	0.38	0.37	0.38	0.04
食管	C15	1515	13.61	0.00	0.00	0.00	0.00	0.00	0.00	0.10	0.10	0.00	0.23	0.33	7.06	13.67	32.69	63.80	82.08	108.02	127.91	198.18	9.04	8.49	8.65	1.01
胃	C16	2298	20.65	0.00	0.00	0.00	0.00	0.00	0.12	0.82	0.73	0.93	2.42	2.62	7.06	26.53	51.35	78.09	118.11	150.53	206.57	279.12	13.72	13.03	13.13	1.49
结直肠、肛门	C18~21	1183	10.63	0.00	0.22	0.00	0.00	0.00	0.00	0.31	0.52	0.69	1.73	3.27	6.18	11.21	21.13	29.87	58.59	72.88	137.47	242.84	7.06	6.59	6.73	0.67
肝脏	C22	1986	17.84	0.00	0.00	0.18	0.00	0.00	0.12	0.31	2.20	3.94	9.78	12.77	21.39	25.03	43.09	58.04	75.50	90.66	157.32	210.74	11.86	11.63	11.56	1.26
胆囊及其他	C23~24	569	5.11	0.00	0.00	0.00	0.00	0.00	0.00	0.21	0.21	0.46	0.23	1.53	2.43	4.79	9.41	18.99	24.75	45.98	67.63	93.51	3.40	3.17	3.17	0.31
胰腺	C25	629	5.65	0.00	0.22	0.00	0.00	0.00	0.00	0.10	0.31	0.46	0.46	2.07	4.96	6.97	15.69	17.28	30.39	37.74	52.93	92.11	3.75	3.57	3.63	0.40
喉	C32	95	0.85	0.00	0.00	0.00	0.00	0.00	0.00	0.00	0.10	0.12	0.12	0.00	0.55	0.68	1.82	3.63	5.01	7.81	8.09	13.96	0.57	0.53	0.54	0.06
气管、支气管、肺	C33~34	4475	40.21	0.00	0.00	0.00	0.00	0.00	0.37	0.21	1.36	2.20	4.37	11.57	23.38	56.20	105.51	167.71	211.78	286.31	408.00	495.44	26.71	25.23	25.50	2.92
其他胸腔器官	C37~38	69	0.62	0.00	0.00	0.00	0.00	0.00	0.00	0.00	0.00	0.00	0.46	0.65	0.55	1.09	0.99	1.71	3.76	2.60	6.62	5.58	0.41	0.41	0.40	0.05
骨	C40~41	157	1.41	0.00	0.00	0.00	0.18	0.00	0.37	0.00	0.21	0.46	0.23	0.65	1.10	2.05	2.15	6.83	4.07	9.98	13.97	19.54	0.94	0.93	0.92	0.09
皮肤黑色素瘤	C43	16	0.14	0.00	0.00	0.00	0.00	0.00	0.00	0.00	0.00	0.00	0.23	0.11	0.00	0.27	0.00	0.43	0.94	0.00	0.00	5.58	0.10	0.10	0.10	0.01
乳房	C50	463	8.52	0.00	0.00	0.00	0.00	0.00	0.52	0.00	2.52	2.60	3.34	8.34	14.66	24.36	18.82	23.37	26.75	26.00	33.86	52.25	2.87	5.53	5.44	0.63
子宫颈	C53	313	5.76	0.00	0.00	0.00	0.00	0.00	0.00	1.03	1.05	2.84	3.10	7.89	9.39	14.67	12.88	13.36	16.64	21.12	32.45	14.93	1.87	3.80	3.65	0.41
子宫体及子宫部位不明	C54~55	138	2.54	0.00	0.00	0.00	0.00	0.00	0.00	0.00	0.42	0.24	0.95	2.70	2.06	7.75	7.59	9.18	7.73	3.25	18.34	17.42	0.82	1.59	1.62	0.19
卵巢	C56	192	3.53	0.00	0.00	0.00	0.00	0.00	0.00	0.43	0.42	0.95	1.67	2.25	6.64	6.64	9.24	10.85	16.64	10.56	21.16	9.95	1.15	2.28	2.24	0.28
前列腺	C61	260	4.56	0.00	0.00	0.00	0.00	0.00	0.00	0.21	0.21	0.00	0.00	0.64	0.21	0.81	5.95	6.11	25.83	44.67	104.36	206.59	1.55	2.92	3.03	0.20
睾丸	C62	4	0.07	0.00	0.00	0.00	0.00	0.00	0.00	0.20	0.00	0.00	0.23	0.11	0.00	0.54	0.00	0.43	0.00	0.00	0.00	3.18	0.02	0.05	0.05	0.00
肾及泌尿系统部位不明	C64~66,C68	210	1.89	0.00	0.00	0.00	0.00	0.00	0.12	0.00	0.10	0.00	0.23	0.87	0.77	2.46	4.29	6.19	11.91	14.32	21.32	27.91	1.25	1.18	1.19	0.13
膀胱	C67	239	2.15	0.00	0.00	0.00	0.00	0.00	0.00	0.00	0.00	0.00	0.12	0.44	1.10	2.05	2.81	6.19	10.65	16.48	27.94	71.18	1.43	1.30	1.36	0.12
脑、神经系统	C70~72	459	4.12	0.00	0.88	0.00	0.92	0.66	0.87	1.03	1.05	1.04	1.61	2.40	3.86	8.62	9.58	13.87	15.98	17.79	26.46	29.31	2.74	2.92	2.93	0.31
甲状腺	C73	67	0.60	0.00	0.00	0.00	0.00	0.00	0.87	0.21	0.31	0.12	0.00	0.65	0.44	1.37	0.99	2.13	2.82	2.60	6.62	1.40	0.40	0.41	0.38	0.05
淋巴瘤	C81~85,C88,C90,C96	173	1.55	0.00	0.00	0.00	0.00	0.16	0.00	0.00	0.10	0.12	0.58	0.55	1.43	1.78	3.63	4.91	8.46	14.32	11.76	16.75	1.03	1.01	0.99	0.11
白血病	C91~95	240	2.16	3.13	0.66	1.11	0.37	0.49	0.62	0.92	0.84	0.93	0.58	1.20	2.76	3.15	3.63	4.05	8.15	9.98	17.64	19.54	1.43	1.61	1.64	0.15
部位不明及其他恶性肿瘤	Other	756	6.79	0.00	1.10	0.55	0.18	0.66	0.25	1.03	0.94	0.58	2.42	3.93	5.40	8.34	16.18	19.20	33.21	39.48	72.04	93.51	4.51	4.47	4.52	0.47
所有部位合计	ALL	16752	150.51	3.13	3.09	2.76	1.65	2.13	3.11	5.44	11.71	5.87	30.49	65.38	111.59	207.45	358.29	540.89	762.55	998.17	1488.65	2110.17	100.00	96.00	96.74	10.61

附表14 2019年陕西省城市肿瘤登记地区男性死亡主要指标（1/10万）

部位	ICD-10	病例数	粗率(%)	年龄组(岁)																构成(%)	中标率(1/10万)	世标率(1/10万)	累积率(0~74岁)(%)
				0~	1~	5~	10~	15~	20~	25~	30~	35~	40~	45~	50~	55~	60~	65~	70~	75~	80~	85+				
口腔和咽（除鼻咽外）	C00-C10, C12-C14	113	1.98	0.00	0.00	0.00	0.00	0.00	0.00	0.00	0.00	0.00	0.22	0.64	1.06	4.05	6.61	4.37	4.64	22.34	9.21	66.75	1.08	1.29	1.39	0.11
鼻咽	C11	40	0.70	0.00	0.00	0.00	0.00	0.00	0.24	0.00	0.00	0.00	0.22	0.64	0.85	1.35	2.31	1.75	3.97	2.79	6.14	6.36	0.38	0.47	0.48	0.06
食管	C15	1130	19.83	0.00	0.00	0.00	0.00	0.00	0.00	0.00	0.00	0.00	0.44	4.02	11.91	23.51	53.51	101.28	120.56	162.87	174.96	321.01	10.78	13.15	13.50	1.58
胃	C16	1621	28.44	0.00	0.00	0.00	0.00	0.00	0.00	1.37	0.21	1.14	2.22	10.58	14.46	36.76	81.25	121.36	186.13	230.82	251.70	403.65	15.46	19.06	19.35	2.28
结直肠、肛门	C18-C21	657	11.53	0.00	0.43	0.00	0.00	0.00	0.00	0.00	1.04	0.91	1.33	4.02	6.17	13.78	23.12	38.85	66.24	90.28	141.20	295.59	6.26	7.66	7.86	0.78
肝脏	C22	1338	23.48	0.00	0.00	0.00	0.35	0.00	0.00	0.00	3.95	6.58	17.34	20.11	34.45	37.30	64.07	72.03	94.06	113.55	165.76	260.62	12.76	16.19	16.05	1.75
胆囊及其他	C23-C24	219	3.84	0.00	0.00	0.00	0.00	0.00	0.00	0.00	0.59	0.68	0.22	0.85	1.49	4.05	7.93	14.41	22.52	39.09	46.04	79.46	2.09	2.57	2.57	0.26
胰腺	C25	359	6.30	0.00	0.43	0.00	0.00	0.00	0.00	0.00	0.21	0.68	0.67	2.33	6.80	8.65	19.16	20.95	35.77	42.81	50.65	117.60	3.42	4.19	4.34	0.48
喉	C32	90	1.58	0.00	0.00	0.00	0.00	0.00	0.00	0.00	0.42	0.45	0.22	0.00	0.64	1.35	3.63	7.42	9.94	16.75	15.35	28.61	0.86	1.06	1.07	0.12
气管、支气管、肺	C33-C34	3258	57.17	0.00	0.00	0.00	0.00	0.00	0.48	0.00	2.08	2.72	5.56	13.34	32.32	82.16	163.82	269.35	346.43	438.36	529.50	750.09	31.07	38.13	38.74	4.59
其他胸腔器官	C37-C38	47	0.82	0.00	0.00	0.00	0.00	0.00	0.00	0.00	0.00	0.23	0.89	0.64	1.06	1.89	0.99	2.62	5.30	3.72	6.36	6.36	0.45	0.57	0.56	0.07
骨	C40-C41	90	1.58	0.00	0.00	0.00	0.00	0.00	0.48	0.00	0.42	0.68	0.22	1.06	1.70	1.89	2.64	7.86	4.64	7.45	15.35	34.96	0.86	1.09	1.10	0.11
皮肤黑色素瘤	C43	5	0.09	0.00	0.00	0.00	0.00	0.00	0.00	0.00	0.00	0.00	0.22	0.21	0.00	0.00	0.33	0.00	1.32	0.00	0.00	3.18	0.05	0.07	0.07	0.01
乳房	C50	18	0.32	0.00	0.00	0.00	0.00	0.00	0.00	0.00	0.00	0.00	0.22	0.64	0.21	0.54	0.00	0.87	1.99	2.79	3.18	3.18	0.17	0.23	0.22	0.03
子宫颈	C53	0	0.00	0.00	0.00	0.00	0.00	0.00	0.00	0.00	0.00	0.00	0.00	0.00	0.00	0.00	0.00	0.00	0.00	0.00	0.00	0.00	0.00	0.00	0.00	0.00
子宫体及子宫部位不明	C54-C55	0	0.00	0.00	0.00	0.00	0.00	0.00	0.00	0.00	0.00	0.00	0.00	0.00	0.00	0.00	0.00	0.00	0.00	0.00	0.00	0.00	0.00	0.00	0.00	0.00
卵巢	C56	0	0.00	0.00	0.00	0.00	0.00	0.00	0.00	0.00	0.00	0.00	0.00	0.00	0.00	0.00	0.00	0.00	0.00	0.00	0.00	0.00	0.00	0.00	0.00	0.00
前列腺	C61	260	4.56	0.00	0.00	0.00	0.00	0.00	0.00	0.00	0.21	0.00	0.00	0.64	0.21	0.81	5.95	6.11	25.83	44.67	104.36	206.59	2.48	2.92	3.03	0.20
睾丸	C62	4	0.07	0.00	1.28	0.00	0.00	0.00	0.00	0.00	0.00	0.00	0.00	0.00	0.00	0.54	0.00	0.00	0.00	0.00	0.00	3.18	0.04	0.05	0.05	0.00
肾及泌尿系统部位不明	C64-C66, C68	118	2.07	0.00	0.00	0.00	0.00	0.00	0.00	0.00	0.00	0.00	0.44	1.27	0.85	2.97	6.28	5.68	11.92	17.68	23.02	34.96	1.13	1.37	1.39	0.15
膀胱	C67	174	3.05	0.00	0.00	0.00	0.00	0.31	0.00	0.00	0.21	0.00	0.22	0.85	1.28	3.78	4.29	9.17	14.57	22.34	41.44	127.13	1.66	1.99	2.12	0.17
脑、神经系统	C70-C72	244	4.28	0.00	1.28	1.05	1.04	0.31	0.95	1.56	1.66	1.14	2.00	2.96	2.34	9.46	12.22	17.46	15.90	14.89	23.02	25.43	2.33	3.21	3.23	0.36
甲状腺	C73	27	0.47	0.00	0.00	0.00	0.00	0.31	0.00	0.20	0.21	0.00	0.00	0.85	0.64	1.35	0.66	0.00	2.65	1.86	6.14	3.18	0.26	0.33	0.31	0.03
淋巴瘤	C88, C90, C96	110	1.93	0.00	0.00	1.40	0.69	0.93	0.48	1.17	0.20	0.23	0.67	0.64	1.49	2.16	4.62	5.68	11.92	17.68	21.49	25.43	1.05	1.31	1.30	0.14
白血病	C91-C95	142	2.49	3.03	1.28	0.70	0.35	0.62	0.24	1.17	1.04	1.14	3.56	0.85	3.19	4.59	3.96	5.24	12.59	13.03	13.81	15.89	1.35	1.97	2.02	0.20
部位不明及其他恶性肿瘤	Other	423	7.42	0.00	0.00	1.40	2.08	2.48	3.10	1.17	1.04	0.45	3.56	3.18	6.80	7.57	19.16	22.26	40.41	44.67	87.48	111.24	4.03	5.14	5.21	0.54
所有部位合计	ALL	10487	184.02	3.03	4.69	3.86	4.69	2.48	3.10	6.83	12.90	16.57	37.57	70.27	129.93	250.54	486.50	734.71	1039.29	1350.46	1732.76	2930.43	100.00	124.03	125.98	14.00

附表15 2019年陕西省城市肿瘤登记地区女性死亡主要指标（1/10万）

部位	ICD-10	病例数	粗率(1/10万)	0~	1~	5~	10~	15~	20~	25~	30~	35~	40~	45~	50~	55~	60~	65~	70~	75~	80~	85+	构成(%)	中标率(1/10万)	世标率(1/10万)	累积率(0-74岁)(%)
口腔和咽（除鼻咽外）	C00~10, C12~14	51	0.94	0.00	0.00	0.00	0.00	0.00	0.00	0.00	0.21	0.24	0.00	0.00	0.23	1.66	1.32	2.50	5.94	7.31	5.64	22.39	0.81	0.55	0.56	0.06
鼻咽	C11	24	0.44	0.00	0.00	0.00	0.00	0.00	0.00	0.00	0.21	0.00	0.00	1.13	0.23	0.55	1.65	2.50	0.59	0.81	5.64	4.98	0.38	0.27	0.28	0.03
食管	C15	385	7.09	0.00	0.00	0.00	0.00	0.00	0.26	0.00	0.00	0.00	0.24	1.13	1.83	3.60	11.89	27.96	47.56	60.12	84.66	102.02	6.15	4.13	4.12	0.47
胃	C16	677	12.46	0.00	0.00	0.00	0.00	0.00	0.26	0.22	1.26	0.71	2.62	6.31	7.33	16.05	21.46	36.73	57.07	80.44	165.08	181.64	10.81	7.39	7.32	0.75
结直肠、肛门	C18~21	526	9.68	0.00	0.00	0.00	0.00	0.00	0.00	0.65	0.00	0.47	2.15	2.48	6.18	8.58	19.15	21.29	51.72	57.69	134.04	201.54	8.40	5.60	5.70	0.56
肝脏	C22	648	11.93	0.00	0.00	0.00	0.00	0.00	0.00	0.00	0.00	1.18	1.67	4.96	7.33	12.46	22.12	44.66	58.85	70.69	149.56	171.68	10.34	7.06	7.07	0.77
胆囊及其他	C23~24	350	6.44	0.00	0.00	0.00	0.00	0.00	0.00	0.00	0.42	0.24	0.24	2.25	3.44	5.54	10.90	23.37	26.75	52.00	87.48	104.50	5.59	3.73	3.72	0.36
胰腺	C25	270	4.97	0.00	0.00	0.00	0.00	0.00	0.22	0.00	0.21	1.18	0.24	1.80	2.98	5.26	12.22	13.77	25.56	33.31	55.03	72.16	4.31	2.97	2.96	0.32
喉	C32	5	0.09	0.00	0.00	0.00	0.00	0.00	0.00	0.00	0.00	0.00	0.00	0.00	0.46	0.00	0.00	0.00	0.59	0.00	1.41	2.49	0.08	0.05	0.05	0.01
气管, 支气管, 肺	C33~34	1217	22.41	0.00	0.00	0.00	0.00	0.00	0.26	0.00	0.63	1.65	3.10	9.69	13.74	29.62	47.21	70.53	90.95	153.56	296.30	296.09	19.43	13.16	13.12	1.34
其他胸腔器官	C37~38	22	0.41	0.00	0.00	0.00	0.00	0.00	0.00	0.00	0.00	0.00	0.24	0.68	0.00	0.28	0.99	0.83	2.38	1.62	7.05	4.98	0.35	0.24	0.24	0.03
骨	C40~41	67	1.23	0.00	0.00	0.00	0.39	0.00	0.26	0.22	0.00	0.24	0.24	0.23	0.46	2.21	1.65	5.84	3.57	12.19	12.70	7.46	1.07	0.77	0.74	0.08
皮肤黑色素瘤	C43	11	0.20	0.00	0.00	0.00	0.00	0.00	0.00	0.00	0.00	0.00	0.00	0.00	0.00	0.55	0.00	0.83	0.59	0.00	0.00	7.46	0.18	0.14	0.14	0.01
乳房	C50	463	8.52	0.00	0.00	0.00	0.00	0.00	0.52	0.00	2.52	2.60	3.34	8.34	14.66	24.36	18.82	23.37	26.75	26.00	33.86	52.25	7.39	5.53	5.44	0.63
子宫颈	C53	313	5.76	0.00	0.00	0.00	0.00	0.00	0.00	0.00	1.05	2.84	3.10	7.89	9.39	14.67	12.88	13.36	16.64	21.12	32.45	14.93	5.00	3.80	3.65	0.41
子宫体及子宫部位不明	C54~55	138	2.54	0.00	0.00	0.00	0.00	0.00	0.00	0.00	0.42	0.24	0.95	2.70	2.06	7.75	7.59	9.18	7.73	3.25	18.34	17.42	2.20	1.59	1.62	0.19
卵巢	C56	192	3.53	0.00	0.00	0.00	0.00	0.00	0.43	0.00	0.42	0.95	1.67	2.25	6.64	6.64	9.24	10.85	16.64	10.56	21.16	9.95	3.06	2.28	2.24	0.28
前列腺	C61	0	0.00	0.00	0.00	0.00	0.00	0.00	0.00	0.00	0.00	0.00	0.00	0.00	0.00	0.00	0.00	0.00	0.00	0.00	0.00	0.00	0.00	0.00	0.00	0.00
睾丸	C62	0	0.00	0.00	0.00	0.00	0.00	0.00	0.00	0.00	0.00	0.00	0.00	0.00	0.00	0.00	0.00	0.00	0.00	0.00	0.00	0.00	0.00	0.00	0.00	0.00
肾及泌尿系统部位不明	C64~66, C68	92	1.69	0.00	0.46	0.00	0.00	0.00	0.00	0.00	0.00	0.00	0.48	0.45	0.69	1.94	2.31	6.68	11.89	11.37	19.75	22.39	1.47	0.99	0.99	0.12
膀胱	C67	65	1.20	0.00	0.00	0.00	0.00	0.00	0.00	0.00	0.00	0.00	0.00	0.00	0.92	0.28	1.32	3.34	7.13	11.37	15.52	27.37	1.04	0.68	0.68	0.06
脑、神经系统	C70~72	215	3.96	0.00	0.00	0.78	1.04	0.78	0.78	0.43	0.42	0.95	1.19	1.80	5.50	7.75	6.93	10.43	16.05	20.31	29.63	32.35	3.43	2.62	2.62	0.27
甲状腺	C73	40	0.74	0.00	0.00	0.39	0.00	0.00	0.00	0.22	0.84	0.24	0.00	0.45	0.23	1.38	1.32	4.17	2.97	3.25	7.05	0.00	0.64	0.49	0.46	0.06
淋巴瘤	C81~85, C88, C90, C96	63	1.16	0.00	0.91	0.00	0.00	0.00	0.00	0.00	0.21	0.00	0.48	0.45	1.37	1.38	2.64	4.17	5.35	11.37	2.82	9.95	1.01	0.72	0.71	0.08
白血病	C91~95	98	1.80	3.23	0.00	0.39	0.00	0.78	0.65	0.63	0.71	1.58	2.29	1.66	3.30	2.92	4.17	4.16	7.31	21.16	22.39	1.56	1.24	1.25	0.10
部位不明及其他恶性肿瘤	Other	333	6.13	0.00	0.46	0.00	0.00	0.00	0.26	0.87	0.84	0.71	1.19	4.73	3.89	9.13	13.21	16.28	26.75	34.94	57.85	79.62	5.32	3.85	3.88	0.40
所有部位合计	ALL	6265	115.35	3.23	1.37	1.55	1.18	1.74	3.13	3.89	10.51	15.13	22.90	60.16	91.85	163.32	230.12	355.59	514.20	690.62	1264.23	1468.03	100.00	69.86	69.56	7.39

附表16 2019年陕西省农村肿瘤登记地区男女合计死亡主要指标（1/10万）

部位	ICD-10	病例数	粗率(%)	年龄组（岁）																构成(%)	中标率(1/10万)	世标率(1/10万)	累积率(0-74岁)(%)
				0~	1~	5~	10~	15~	20~	25~	30~	35~	40~	45~	50~	55~	60~	65~	70~	75~	80~	85+				
口腔和咽（除鼻咽外）	C00-10, C12-14	105	1.17	0.00	0.00	0.00	0.00	0.00	0.00	0.42	0.16	0.16	0.57	0.39	1.11	1.15	2.45	4.44	5.18	8.49	11.21	10.45	0.84	0.76	0.74	0.08
鼻咽	C11	62	0.69	0.00	0.00	0.00	0.00	0.00	0.00	0.00	0.16	0.47	0.57	0.65	0.55	1.15	2.25	2.96	1.73	1.06	5.10	3.48	0.49	0.49	0.47	0.05
食管	C15	1360	15.13	0.00	0.00	0.00	0.23	0.18	0.14	0.28	1.24	0.31	2.15	2.33	7.61	17.31	33.95	60.13	87.44	125.70	173.31	144.53	10.85	9.35	9.24	1.07
胃	C16	1798	20.00	0.00	0.00	0.00	0.00	0.00	0.56	0.42	1.24	1.87	2.15	6.34	13.41	25.06	53.17	79.60	100.22	154.34	185.55	195.03	14.35	12.44	12.41	1.42
结直肠、肛门	C18-21	696	7.74	0.00	0.00	0.00	0.00	0.00	0.14	0.42	1.40	1.09	2.15	4.40	6.78	9.89	14.32	23.17	45.27	51.45	78.50	85.32	5.56	4.95	4.83	0.55
肝脏	C22	1696	18.87	0.00	0.51	0.00	0.00	0.18	0.14	1.11	1.71	5.29	8.33	18.11	23.09	30.01	51.95	60.13	71.19	100.24	124.38	130.60	13.54	12.30	12.13	1.36
胆囊及其他	C23-24	425	4.73	0.00	0.00	0.00	0.00	0.00	0.42	1.11	0.62	0.00	1.01	1.42	3.18	5.28	10.84	14.29	29.72	33.41	57.09	40.05	3.39	2.95	2.88	0.33
胰腺	C25	479	5.33	0.00	0.00	0.00	0.00	0.00	0.00	0.00	0.00	0.31	0.43	1.81	5.95	7.42	14.32	25.14	26.27	38.19	38.74	38.31	3.82	3.30	3.33	0.41
喉	C32	55	0.61	0.00	0.00	0.00	0.00	0.00	0.00	0.00	0.00	0.00	0.14	0.78	0.55	0.16	1.43	2.71	3.46	4.24	5.10	1.74	0.44	0.40	0.40	0.05
气管、支气管、肺	C33-34	3264	36.32	0.00	0.00	0.22	0.00	0.00	0.14	0.55	0.93	2.80	4.17	12.68	29.87	54.74	95.91	154.52	203.21	237.08	290.56	250.75	26.05	22.55	22.59	2.80
其他胸腔器官	C37-38	47	0.52	0.00	0.00	0.00	0.00	0.00	0.00	0.14	0.16	0.00	0.14	0.13	0.55	0.82	1.84	1.23	2.42	1.59	5.10	5.22	0.38	0.36	0.37	0.04
骨	C40-41	131	1.46	0.00	0.26	0.22	0.23	0.18	0.14	0.28	0.31	0.31	0.57	0.78	0.97	2.14	4.29	6.65	7.60	5.30	9.18	5.22	1.05	1.00	0.99	0.12
皮肤黑色素瘤	C43	8	0.09	0.00	0.00	0.00	0.46	0.00	0.00	0.00	0.00	0.00	0.00	0.13	0.28	0.16	0.40	0.49	0.35	0.53	0.00	0.00	0.06	0.06	0.06	0.01
乳房	C50	303	6.96	0.00	0.00	0.00	0.00	0.00	0.00	0.00	1.28	0.00	6.22	9.29	14.81	12.72	16.33	20.07	19.04	19.46	19.13	36.75	2.50	4.51	4.44	0.51
子宫颈	C53	353	8.11	0.00	0.00	0.00	0.00	0.18	0.28	0.00	0.96	1.28	3.56	5.31	11.68	14.73	21.35	20.56	34.68	61.46	34.43	24.50	2.82	5.02	4.89	0.57
子宫体及子宫部位不明	C54-55	118	2.71	0.00	0.00	0.00	0.00	0.00	0.00	0.00	0.32	0.00	0.59	2.12	3.42	4.59	7.12	12.24	10.20	12.29	19.13	6.13	0.94	1.66	1.65	0.20
卵巢	C56	112	2.57	0.00	0.00	0.00	0.00	0.00	0.29	0.00	0.00	1.28	2.07	1.33	3.99	6.59	5.86	9.30	9.52	9.22	7.65	3.06	0.89	1.65	1.62	0.20
前列腺	C61	102	2.20	0.00	0.00	0.00	1.62	0.00	0.84	0.83	1.71	1.40	2.30	3.23	5.39	8.41	5.20	3.97	15.46	28.59	41.47	48.43	0.81	1.42	1.40	0.13
睾丸	C62	5	0.11	0.00	0.51	0.00	0.00	0.36	0.00	0.00	0.00	0.00	0.00	0.00	0.27	0.32	0.40	0.00	0.00	1.10	0.00	0.00	0.04	0.08	0.07	0.01
肾及泌尿系统部位不明	C64-66, C68	110	1.22	0.00	0.00	0.22	0.00	0.18	0.14	0.14	0.00	0.47	0.14	0.26	0.97	2.31	3.48	4.44	7.26	6.89	12.23	5.22	0.88	0.76	0.77	0.10
膀胱	C67	160	1.78	0.00	0.00	0.00	0.00	0.00	0.00	0.00	0.16	0.00	0.29	0.26	0.69	1.48	2.25	4.68	10.71	15.38	36.70	26.12	1.28	1.09	1.05	0.10
脑、神经系统	C70-72	395	4.39	0.00	0.51	1.52	0.00	0.36	0.00	0.83	1.71	1.40	2.30	3.23	5.39	8.41	9.20	15.53	16.93	15.91	18.35	13.93	3.15	3.20	3.16	0.35
甲状腺	C73	38	0.42	0.00	0.00	0.00	0.00	0.00	0.00	0.97	0.62	1.71	1.44	3.62	0.28	0.66	1.23	1.73	1.04	4.24	1.02	1.74	0.30	0.29	0.28	0.03
淋巴瘤	C81-85, C88, C90, C96	121	1.35	0.00	0.26	0.65	1.39	0.18	0.14	0.28	0.31	0.47	0.29	1.03	1.52	2.97	2.45	5.42	4.49	7.43	9.18	3.48	0.97	0.91	0.88	0.10
白血病	C91-95	137	1.52	1.07	0.51	0.22	0.46	0.18	0.28	0.83	0.93	0.62	0.14	1.16	0.97	1.81	3.89	4.93	6.22	10.08	3.06	1.74	1.09	1.21	1.17	0.12
部位不明及其他	Other	439	4.88	0.00	1.02	0.65	0.00	0.36	0.00	0.97	0.62	1.71	1.44	3.62	4.01	6.76	10.43	20.95	22.12	24.40	31.60	40.05	3.50	3.28	3.29	0.37
恶性肿瘤合计	ALL	12529	139.40	2.13	3.07	2.82	4.40	1.78	2.80	6.65	12.90	18.83	33.04	69.20	124.72	199.17	347.26	526.90	698.11	913.31	1159.16	1063.94	100.00	88.84	88.09	10.26

155

附表17 2019年陕西省农村肿瘤登记地区男性死亡主要指标（1/10万）

部位	ICD-10	病例数	粗率(%)	年龄组(岁)																	构成(%)	中标率(1/10万)	世标率(1/10万)	累积率(0~74岁)(%)
				0-	1-	5-	10-	15-	20-	25-	30-	35-	40-	45-	50-	55-	60-	65-	70-	75-	80-	85+				
口腔和咽（除鼻咽外）	C00-10, C12-14	66	1.42	0.00	0.00	0.00	0.00	0.00	0.00	0.00	0.30	0.30	0.84	0.50	1.07	1.62	3.20	5.46	7.73	12.10	13.10	12.11	0.83	0.96	0.93	0.11
鼻咽	C11	43	0.93	0.00	0.00	0.00	0.00	0.00	0.00	0.00	0.30	0.60	1.11	1.01	1.07	1.30	1.60	3.97	3.51	2.20	6.55	4.04	0.54	0.69	0.65	0.07
食管	C15	1027	22.17	0.00	0.00	0.00	0.43	0.00	0.00	0.53	2.42	0.60	4.18	3.79	11.02	27.94	53.18	92.83	136.35	190.27	248.83	221.97	12.99	14.48	14.32	1.67
胃	C16	1305	28.17	0.00	0.00	0.00	0.00	0.33	0.27	0.53	2.42	2.42	3.34	9.34	19.08	37.36	79.17	127.58	152.52	215.56	285.93	221.97	16.51	18.36	18.25	2.17
结直肠、肛门	C18-21	373	8.05	0.00	0.00	0.00	0.00	0.00	0.27	0.27	1.82	1.81	3.07	5.55	6.72	11.05	15.59	45.09	39.36	106.95	285.93	113.00	4.72	5.45	5.32	0.56
肝脏	C22	1199	25.88	0.00	0.00	0.00	0.00	0.00	0.53	1.87	3.03	9.06	14.49	28.52	36.54	46.46	73.17	82.41	88.56	126.48	161.62	165.47	15.17	17.64	17.28	1.92
胆囊及其他	C23-24	171	3.69	0.00	0.00	0.00	0.00	0.00	0.00	0.00	0.30	0.00	1.39	1.01	3.49	3.25	9.20	12.41	26.01	34.09	39.29	16.14	2.16	2.42	2.35	0.29
胰腺	C25	260	5.61	0.00	0.00	0.00	0.00	0.00	0.00	0.00	0.30	0.60	0.56	1.77	5.64	9.42	17.19	26.81	27.41	40.69	34.92	40.36	3.29	3.62	3.66	0.45
喉	C32	48	1.04	0.00	0.00	0.41	0.00	0.00	0.00	0.00	0.00	0.00	0.28	1.26	0.81	0.32	2.80	4.96	6.33	6.60	8.73	4.04	0.61	0.70	0.70	0.09
气管、支气管、肺	C33-34	2335	50.40	0.00	0.00	0.00	0.00	0.00	0.00	0.27	1.52	3.93	5.57	17.67	41.11	78.63	139.95	245.73	294.49	340.94	397.25	302.69	29.53	32.67	32.71	4.14
其他胸腔器官	C37-38	29	0.63	0.00	0.00	0.00	0.43	0.00	0.00	0.00	0.00	0.00	0.28	0.00	1.07	0.65	2.40	1.49	3.51	0.00	8.73	8.07	0.37	0.44	0.45	0.05
骨	C40-41	77	1.66	0.00	0.00	0.00	0.43	0.33	0.27	0.53	0.61	0.30	1.11	0.76	1.88	2.60	6.80	6.95	6.33	5.50	10.91	0.00	0.97	1.17	1.16	0.14
皮肤黑色素瘤	C43	3	0.06	0.00	0.00	0.00	0.00	0.00	0.00	0.00	0.00	0.00	0.00	0.25	0.00	0.32	0.00	0.50	0.70	0.00	0.00	0.00	0.04	0.05	0.04	0.01
乳房	C50	10	0.22	0.00	0.00	0.00	0.00	0.00	0.00	0.00	0.00	0.00	0.00	0.50	0.81	0.32	0.40	0.99	0.70	5.50	2.18	0.00	0.13	0.14	0.14	0.02
子宫颈	C53	0	0.00	0.00	0.00	0.00	0.00	0.00	0.00	0.00	0.00	0.00	0.00	0.00	0.00	0.00	0.00	0.00	0.00	0.00	0.00	0.00	0.00	0.00	0.00	0.00
子宫体及子宫部位不明	C54-55	0	0.00	0.00	0.00	0.00	0.00	0.00	0.00	0.00	0.00	0.00	0.00	0.00	0.00	0.00	0.00	0.00	0.00	0.00	0.00	0.00	0.00	0.00	0.00	0.00
卵巢	C56	0	0.00	0.00	0.00	0.00	0.00	0.00	0.00	0.00	0.00	0.00	0.00	0.00	0.00	0.00	0.00	0.00	0.00	0.00	0.00	0.00	0.00	0.00	0.00	0.00
前列腺	C61	102	2.20	0.00	0.00	0.00	0.00	0.00	0.00	0.00	0.00	0.00	0.00	0.00	0.00	0.32	5.20	3.97	15.46	28.59	41.47	48.43	1.29	1.42	1.40	0.13
睾丸	C62	5	0.11	0.00	0.00	0.00	0.00	0.00	0.00	0.00	0.00	0.00	0.00	0.00	0.27	0.00	0.40	0.00	0.00	1.10	0.00	0.00	0.06	0.08	0.07	0.01
肾及泌尿系统部位不明	C64-66, C68	78	1.68	0.00	0.00	0.00	0.00	0.00	0.00	0.00	0.61	0.00	0.00	0.76	1.88	2.92	5.60	5.96	10.54	11.00	13.10	8.07	0.99	1.10	1.11	0.14
膀胱	C67	123	2.65	0.00	0.00	0.00	0.00	0.00	0.00	0.00	0.00	0.00	0.28	0.25	1.34	2.92	2.80	6.95	18.98	22.00	56.75	52.47	1.56	1.72	1.69	0.17
脑、神经系统	C70-C72	219	4.73	0.00	0.49	0.00	1.72	0.00	1.07	0.53	2.42	1.51	3.07	4.29	7.79	8.77	10.40	16.88	13.35	17.60	21.83	12.11	2.77	3.52	3.41	0.37
甲状腺	C73	17	0.37	0.00	0.00	0.00	0.00	0.00	0.00	0.00	0.00	0.30	0.00	0.25	0.27	0.97	1.60	0.00	0.70	5.50	2.18	0.00	0.22	0.26	0.25	0.02
淋巴瘤	C81-85, C88, C90, C96	76	1.64	0.00	0.49	0.41	0.43	0.00	0.27	0.53	0.61	0.91	0.28	2.02	1.88	3.90	1.20	5.96	4.92	8.80	13.10	8.07	0.96	1.18	1.11	0.12
白血病	C91-95	84	1.81	0.00	0.49	0.41	0.86	0.33	0.53	1.34	0.61	0.30	0.28	1.51	1.07	2.92	3.20	6.95	9.14	13.20	4.37	4.04	1.06	1.36	1.33	0.15
部位不明及其他恶性肿瘤	Other	256	5.53	0.00	0.97	0.41	0.00	0.00	1.07	2.42	2.42	1.67	4.57	4.29	8.77	11.20	28.79	25.30	20.90	34.92	52.47	3.24	3.86	3.88	0.45
所有部位合计	ALL	7906	170.65	0.00	2.44	2.86	4.30	1.66	2.93	7.49	16.67	25.07	41.81	85.31	149.40	252.46	445.83	715.83	891.21	1148.20	1510.42	1291.47	100.00	113.30	112.21	13.22

附表18 2019年陕西省农村肿瘤登记地区女性死亡主要指标（1/10万）

部位	ICD-10	病例数	粗率(%)	年龄组(岁)																	构成(%)	中标率(1/10万)	世标率(1/10万)	累积率(0-74岁)(%)
				0-	1-	5-	10-	15-	20-	25-	30-	35-	40-	45-	50-	55-	60-	65-	70-	75-	80-	85+				
口腔和咽（除鼻咽外）	C00-10,C12-14	39	0.90	0.00	0.00	0.00	0.00	0.00	0.00	0.86	0.00	0.00	0.30	0.27	1.14	0.67	1.67	3.43	2.72	5.12	9.57	9.19	0.84	0.57	0.56	0.06
鼻咽	C11	19	0.44	0.00	0.00	0.00	0.00	0.00	0.00	0.00	0.00	0.32	0.00	0.27	0.00	1.00	2.93	1.96	0.00	0.00	3.83	3.06	0.41	0.27	0.29	0.03
食管	C15	333	7.65	0.00	0.00	0.00	0.00	0.00	0.00	0.00	0.00	0.32	0.00	0.80	3.99	6.36	13.81	27.90	40.12	65.56	107.13	85.76	7.20	4.37	4.31	0.46
胃	C16	493	11.32	0.00	0.00	0.00	0.00	0.00	0.88	0.58	0.64	1.28	0.89	3.18	7.41	12.39	25.95	32.30	49.63	97.32	97.56	174.58	10.66	6.65	6.68	0.68
结直肠、肛门	C18-21	323	7.42	0.00	0.00	0.00	0.00	0.00	0.29	0.29	0.96	0.32	1.19	3.18	6.84	8.70	12.98	19.58	50.99	57.37	53.56	64.32	6.99	4.47	4.36	0.53
肝脏	C22	497	11.41	0.00	1.07	0.00	0.00	0.00	0.29	0.29	0.32	1.28	1.78	7.16	8.83	13.06	29.72	38.17	54.39	75.80	91.83	104.13	10.75	6.87	6.91	0.78
胆囊及其他	C23-24	254	5.83	0.00	0.00	0.00	0.00	0.00	0.00	0.00	0.96	0.00	0.59	1.86	2.85	7.36	12.56	16.15	33.32	75.80	72.70	58.19	5.49	3.44	3.37	0.38
胰腺	C25	219	5.03	0.00	0.00	0.00	0.00	0.00	0.00	0.00	0.00	0.00	0.30	1.86	6.27	5.36	11.30	23.49	25.16	26.63	42.09	36.75	4.74	2.98	3.00	0.37
喉	C32	7	0.16	0.00	0.00	0.00	0.00	0.00	0.00	0.00	0.00	0.00	0.00	0.27	0.28	0.00	0.00	0.00	0.68	2.05	1.91	0.00	0.15	0.10	0.09	0.01
气管、支气管、肺	C33-34	929	21.33	0.00	0.00	0.00	0.00	0.00	0.29	0.86	0.32	1.60	2.67	7.43	17.95	30.13	49.82	64.60	114.91	140.34	197.04	211.33	20.10	12.59	12.59	1.45
其他胸腔器官	C37-38	18	0.41	0.00	0.54	0.00	0.00	0.00	0.00	0.00	0.32	0.32	0.00	0.27	0.00	1.00	1.26	0.98	1.36	3.07	1.91	3.06	0.39	0.27	0.29	0.03
骨	C40-41	54	1.24	0.00	0.00	0.00	0.50	0.00	0.29	0.00	0.00	0.00	0.00	0.80	3.99	1.67	1.67	6.36	8.84	5.12	7.65	9.19	1.17	0.81	0.81	0.10
皮肤黑色素瘤	C43	5	0.11	0.00	0.00	0.00	0.00	0.00	0.00	0.00	0.00	0.00	0.00	0.00	0.57	0.33	0.00	0.49	0.00	1.02	0.00	0.00	0.11	0.07	0.07	0.01
乳房	C50	303	6.96	0.00	0.00	0.00	0.00	0.00	0.29	0.00	1.28	1.28	6.22	9.29	14.81	12.72	16.33	20.07	19.04	19.46	19.13	36.75	6.55	4.51	4.44	0.51
子宫颈	C53	353	8.11	0.00	0.00	0.00	0.00	0.00	0.29	0.00	0.96	0.96	3.56	5.31	11.68	14.73	21.35	20.56	34.68	61.46	34.43	24.50	7.64	5.02	4.89	0.57
子宫体及子宫部位不明	C54-55	118	2.71	0.00	0.00	0.00	0.00	0.00	0.00	0.00	0.32	0.00	0.59	2.12	3.42	4.69	7.12	12.24	10.20	12.29	19.13	6.13	2.55	1.66	1.65	0.20
卵巢	C56	112	2.57	0.00	0.00	0.00	0.00	0.00	0.00	0.00	0.00	0.32	2.07	1.33	3.99	6.69	5.86	9.30	9.52	9.22	7.65	3.06	2.42	1.65	1.62	0.20
前列腺	C61	0	0.00	0.00	0.00	0.00	0.00	0.00	0.00	0.00	0.00	0.00	0.00	0.00	0.00	0.00	0.00	0.00	0.00	0.00	0.00	0.00	0.00	0.00	0.00	0.00
睾丸	C62	0	0.00	0.00	0.00	0.00	0.00	0.00	0.00	0.00	0.00	0.00	0.00	0.00	0.00	0.00	0.00	0.00	0.00	0.00	0.00	0.00	0.00	0.00	0.00	0.00
肾及泌尿系统部位不明	C64-66,C68	32	0.73	0.00	0.00	0.00	0.00	0.00	0.00	0.00	0.00	0.00	0.30	0.27	1.14	1.67	1.26	2.94	4.08	3.07	11.48	3.06	0.69	0.43	0.42	0.05
膀胱	C67	37	0.85	0.00	0.00	0.00	0.00	0.00	0.00	0.00	0.00	0.96	0.00	0.53	0.85	0.67	1.67	2.45	2.72	9.22	19.13	6.13	0.80	0.50	0.46	0.04
脑、神经系统	C70-72	176	4.04	2.24	0.54	1.85	0.00	0.77	0.59	1.15	1.28	1.28	1.48	2.12	3.42	8.03	7.95	14.19	20.40	14.34	15.30	15.31	3.81	2.87	2.90	0.33
甲状腺	C73	21	0.48	0.00	0.00	0.00	0.50	0.39	0.29	0.00	0.00	0.32	0.00	0.27	0.28	0.33	0.84	3.43	2.04	3.07	0.00	3.06	0.45	0.32	0.32	0.04
淋巴瘤	C81-85,C88,C90,C96	45	1.03	0.00	0.00	0.00	0.00	0.00	0.00	0.00	1.28	0.96	0.30	0.00	1.14	2.01	3.77	2.94	4.08	6.15	7.65	3.06	0.97	0.63	0.64	0.08
白血病	C91-95	53	1.22	0.00	0.54	0.00	2.51	0.00	0.29	0.29	0.00	0.96	0.00	0.80	0.85	0.67	4.60	2.94	3.40	7.17	1.91	6.13	1.15	1.08	1.03	0.10
部位不明及其他恶性肿瘤	Other	183	4.20	0.00	1.07	0.00	0.00	0.00	0.86	0.86	0.64	0.96	1.19	2.92	3.42	4.69	9.63	13.21	19.04	27.66	28.70	30.63	3.96	2.70	2.70	0.29
所有部位合计	ALL	4623	106.16	4.49	3.76	2.78	4.51	1.93	2.65	5.76	8.93	12.20	23.71	52.27	98.56	144.28	244.06	340.63	511.31	694.54	851.30	891.27	100.00	64.81	64.39	7.29

参考文献

[1] 国家癌症中心. 中国肿瘤登记工作指导手册(2016)[M]. 北京：人民卫生出版社, 2016.
[2] 卢伟, 郑莹. 肿瘤命名与编码[M]. 上海：第二军医大学出版社, 2011.
[3] GB/T 14396—2016, 疾病分类与代码[S]. 北京：中国标准出版社, 2016.